疾病经济

研究的理论与实践

徐俊芳 著

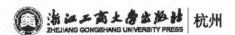

浙江工商大学出版社 | 杭州
ZHEJIANG GONGSHANG UNIVERSITY PRESS

图书在版编目(CIP)数据

疾病经济研究的理论与实践 / 徐俊芳著. — 杭州：
浙江工商大学出版社，2022.12
ISBN 978-7-5178-4944-5

Ⅰ. ①疾… Ⅱ. ①徐… Ⅲ. ①疾病－卫生经济学－研
究 Ⅳ. ①R1-9

中国版本图书馆 CIP 数据核字(2022)第 080472 号

疾病经济研究的理论与实践
JIBING JINGJI YANJIU DE LILUN YU SHIJIAN

徐俊芳 著

责任编辑	谭娟娟	
责任校对	韩新严	
封面设计	望宸文化	
责任印制	包建辉	
出版发行	浙江工商大学出版社	
	（杭州市教工路 198 号　邮政编码 310012）	
	（E-mail：zjgsupress@163.com）	
	（网址：http://www.zjgsupress.com）	
	电话：0571－88904980，88831806（传真）	
排　　版	杭州朝曦图文设计有限公司	
印　　刷	浙江全能工艺美术印刷有限公司	
开　　本	710mm×1000mm　1/16	
印　　张	11.75	
字　　数	173 千	
版 印 次	2022 年 12 月第 1 版　2022 年 12 月第 1 次印刷	
书　　号	ISBN 978-7-5178-4944-5	
定　　价	42.00 元	

目　录
CONTENTS

疾病相关经济研究的理论与模型 …………………………………… 001

精神疾病相关经济负担的研究 …………………………………… 013

低血糖事件的经济负担研究 …………………………………… 097

分级诊疗对糖尿病患者服务利用和就诊费用的影响研究 …… 120

癌症相关经济费用的研究 ………………………………… 136

艾滋病抗病毒治疗的生命质量与成本分析 ……………… 152

疾病相关经济研究的理论与模型

1 前 言

在每个人的一生中,不可避免地面临疾病、伤残和死亡的风险,而疾病、伤残和死亡势必会给个人、家庭及社会产生一定的经济影响。尤其是随着慢性病患病率的上升,传统的传染性疾病卷土重来,新型的传染性疾病不断出现,而且随着年龄的增长,身体机能逐步退化,此时疾病就是每个人都不可避免遇到的大概率事件。与医疗卫生相关的服务可以降低或延缓疾病的发生或减少疾病发生后的危害,从而减轻个人、家庭及社会的负担。在卫生资源有限的条件下,如何确定优先需要解决的疾病和健康问题,成为相关政府部门制定卫生政策或做出卫生决策时面临的挑战,也成为疾病相关经济研究的重要出发点。因此,本书围绕疾病经济负担及相关医疗干预的卫生经济学介绍和疾病相关经济研究的理论与模型,并在此基础上结合实际问题,介绍疾病经济负担的典型案例,以为理性的政策决策提供科学的评价依据。

2 疾病经济负担的理论与模型

2.1 疾病经济负担及其分类

疾病经济负担是指由于发病、伤残(失能)和过早死亡给患者本人、家庭或社会带来的经济损失,包括因预防和治疗疾病所消耗的经济资源等。疾病经济负担可以分为直接经济负担、间接经济负担和无形的经济负担。直接经济负担指的是由于预防和治疗疾病等所直接使用或消耗的经济资源。直接经济负担一般有两个组成部分:一是因预防和治疗疾病等在医疗卫生部门所消耗的经济资源,包括患者在医院期间的药费、检查费、手术费、诊疗费等及自行在药店购买的药品费用,一般称为直接医疗经济负担(见表1);二是直接非医疗经济负担,主要指的是因预防和治疗疾病在医疗卫生部门以外所消耗的经济资源,包括患者由于就医所产生的往返于医院的交通费用、患者所需的额外的营养费用等等(见表1)。间接经济负担是指由于发病、伤残(失能)或过早死亡等,而减少的工作时间所造成的生产力的损失。通常情况下,间接经济负担是疾病经济负担中很重要的组成部分。如果缺少对间接经济负担的估算,就会大大低估疾病给个人和社会带来的经济影响(见表1)。无形的经济负担主要指的是因疾病、伤残(失能)等给患者及其家属带来的精神负担的经济价值,但精神负担的经济价值一般难以测算。

表 1 有关健康的卫生成本综述

直接医疗经济负担		直接非医疗经济负担	间接负担
—机构住院成本	药品成本	—社会服务成本	—生产力的损失
医院特殊单元的成本	分发和管理成本	咨询	伤残
养老院和护理院的成本	监测成本	再培训	早死
临终护理和临终关怀成本	—家庭提供的设备、设施成本	—项目评价成本	因病导致的工资损失
—机构的门诊服务成本	—诊断试验成本	监测项目和技术的影响	—损失的娱乐时间成本
医疗诊所成本	影像	数据分析	—家庭和亲属等因看护患者导致的经济损失
—居家治疗成本	实验室检查	—仪器维修成本	
—医师成本	—治疗服务	—法律成本	
全科医生	手术	—交通费用	
专家	消费品、时间和设备成本	—因疾病导致的搜寻、旅行和等待的时间成本	
—医师附属服务成本	并发症的治疗成本	—因疾病导致的孩子和家庭的照护的成本	
护士	血液产品费用		
营养师	氧气费用		
物理理疗师	放射治疗费用		

直接医疗经济负担		直接非医疗经济负担	间接负担
急诊	特殊的饮食费用		
—技术的成本	—预防服务成本		
设备的固定成本	监测		
空间和储藏成本	患者的随访		
支持性服务	—康复成本		
折旧成本	—教育和锻炼成本		
重新安置成本	健康教育		
建设成本	病人的自我照顾训练		
设备成本	人群的生活支持技术		
—药物成本(处方和非处方成本)			

2.2　疾病经济负担的研究视角

疾病经济负担的研究一般有以下几个视角:病人的角度、医疗机构的角度、社会的角度及保险公司的角度等等。从不同视角出发的疾病经济负担研究所覆盖的指标不同,研究结果和得出的社会政策的意义也不同。

2.3　疾病经济负担的测算方法

对于经济负担的测算方法,部分研究对直接医疗费用采用二部模型法进行计算(见表2)[1],即根据利用模型和费用模型,先将卫生服务利用情况划分为两部分,然后测算其产生的医疗费用[2-3]。例如,陈文贤等为了解贫困农民的医疗需求情况,利用二部模型法分析了农村居民的医疗费用。[4]彭红等也运用二部模型法对肺癌患者的疾病经济负担进行了测算。[5]也有研究使用上下法和直接法[6]进行运算。上下法是在获取总的卫生或医疗费用的基础上,按照一定的比例进行分配,测算出某种疾病的平均费用。[7]例如,兰州大学的黎媛媛在2009年研究甘肃省某县直接经济负担的住院费用时,先获取地区总的医疗费用,然后将其按照住院天数分配到确诊患者中去。[8]该方法涉及的数据收集较为方便简单,但只能用于估计直接医疗费用。直接法即先计算出某种疾病的人均直接经济负担,然后在当地人口数和患病率的基础上估算该地区该疾病导致的社会经济负担,即社会直接经济负担＝年人均直接经济负担×人口数×患病率。2007年,唐雪明等采用直接法测算了昆仑山市高血压导致的社会直接经济负担。其中,测算住院费用、门诊费用时的人口数都为年末户籍人口数。[9]复旦大学张琦在研究河北省菌痢患者的疾病经济负担时也采用了直接法。[10]一般情况下,实际接受专业治疗的患者人数都小于患病总人数,特别是在发展中国家,这种差距表现得尤为明显,因此在使用此方法估测直接经济负担时,需要了解确切的就诊率和住院率等情况。

表 2　疾病经济负担测算的主要模型

方法	费用指标	模型
二部模型法	年门诊直接医疗费用	$\sum$ 人均门诊费用×人口数×两周患病率×就诊率×26
	年住院直接医疗费用	$\sum$ 人均住院费用×人口数×患病率×年住院率
	年门诊直接非医疗费用	$\sum$ 人均就诊交通费用×人口数×两周患病率×就诊率×26
	年住院直接非医疗费用	$\sum$(人均住院交通费用＋营养费用＋陪护费用)×人口数×患病率×年住院率
上下法	某种疾病的直接医疗费用	总的直接医疗费用×某种疾病所占的比例(如依据该疾病住院天数的比重)
直接法	直接经济负担	年人均直接费用×地区居民人口数×患病率
人力资本法	间接经济负担	DALYs×人均国民生产总值×生产力权重

对于间接经济负担,现有文献中应用 3 种方法即人力资本法(Human Capital Approach)、支付意愿法(Willing-to-pay,或称条件价值法)和摩擦成本法进行研究。[11]人力资本法在劳动价值论的基础上假设劳动力市场是均衡的,并不存在失业现象,但一旦有劳动力患病,其职位必然空缺,势必会带来生产力的损失。该方法有一定的局限性,例如其仅关注劳动力人群损失的工作时间,并不考虑其他非工作人群(如家庭妇女,失业、退休人员和儿童)的时间损失,也没有考虑劳动者休闲娱乐时间的损失。在具体的度量指标上,其

主要运用伤残调整生命年(Disability Adjusted Life Years, DALYs)衡量疾病间接经济负担[12-13]。自 1990 年,Murray and Lopez 将 DALYs 应用于全球疾病经济负担的研究后,DALYs 这一指标的出现成为疾病经济负担研究的重要变革点。DALYs 包括早死所致的寿命损失年和伤残所致的寿命损失年,其测算方法通常为:间接经济损失＝DALYs×人均国内生产总值×生产力权重。[14]支付意愿法或条件价值法是假设个体为了避免因疾病死亡或降低发病的概率所愿意支付的最高金额。该方法的优点在于评估了个体的健康和生命本身的价值,而且考虑了焦虑和疼痛等无形的经济负担的影响,但是由于受到收入等因素的影响,低收入者愿意支付的最高金额势必会低于高收入者,已经患病者与未患病者之间也会存在差异,因此造成对个人健康状况价值的判断不同。摩擦成本法实际上用于测量实际生产力的损失与潜在生产力的损失间的差额。该方法认为实际的生产力损失远远小于潜在的生产力损失,因为一旦职工患病,就会有其他人员代替其工作,且只需支付小部分的工资。由于缺乏计算摩擦期所需要的各种数据,该方法应用并不广泛。无形的经济负担是一种看不见、摸不着的潜在的经济损失,是指因患病给患者或家庭带来的焦虑、疼痛、悲伤及社会功能等方面的损失,很难用货币来衡量。针对这部分损失,目前的研究中并没有一致的测量方法,但有研究建议使用支付意愿法和 QALY 测量法,也有研究指出可以使用支付卡式、重复投标式、开放式估价等方法进行测量。限于研究资料和数据的可得性和可行性,本文主要对精神疾病的直接医疗经济负担和间接经济负担进行测算,并不包括对无形的经济负担的研究。

此外,对疾病经济负担的研究既可以患病率为基础也可以发病率为基础。以患病率为基础的研究一般应用横断面的数据,计算某一特定年特定疾病的经济负担,从而可以测算某一国家或特定区域在给定时间内的疾病经济负担,但它不考虑疾病发生的时间顺序。以发病率为基础一般用于前瞻性的研究,仅适用于急性疾病,而且疾病发病的起点和终点都比较明确,病程不是很长,需要首先确定的是新发病例,随后对病例进行追踪随访,随访时间一般为整个疾病阶段。以发病率为基础的研究可以测算个人或机构因疾病造成的经济成本(见表 3)。疾病经济负担的研究还可以分为自上而下的研究和自下而上的研究。自上而下的研究是先通过收集宏观的或者国家的数据资料，通常这些数据包括宏观水平的不同疾病的资料，然后根据疾病的卫生服务利用比例(根据主要诊断的 ICD 编码)，估算疾病中其他的成本。其缺陷是由于数据统计资料有限，有时不能分析某种特定疾病的成本。自下而上的研究是先通过收集个人的数据，然后利用个人的数据乘以与某疾病有关的卫生服务利用总量，测算总的某种疾病的经济负担。其缺陷是由于共病的存在，可能会高估其疾病的经济负担，从而难以精确测算因特定疾病导致的经济成本[15]。

表3　经济负担的测算方法、分类及相关简介

分类	方法	简介
疾病诊断分类方法	ICD-9、ICD-10 和 DRGs	国际疾病分类标准(ICD)是 WHO 制定的国际统一的疾病分类标准。DRG 为疾病诊断相关分组(Diagnosis Related Groups DRG)，是 20 世纪 70 年代美国学者研发的一种管理工具，在法国和德国广泛应用
经济负担测算基础	以患病率为基础和以发病率为基础	以患病率为基础：在某一给定时间和区域内，测算由某种疾病所导致的经济负担，但其不考虑疾病发生的时间顺序；以发病率为基础：一般适用于急性疾病，即疾病发病的起点和终点比较明确，而疾病的病程不是很长
经济负担测算角度	提供者的角度、消费者的角度、支付者的角度、社会的角度	提供者的角度，即医疗机构；消费者的角度，即患者和家庭；支付者的角度，即医疗保险部门
经济负担测算方法	自上而下的方法和自下而上的方法	自上而下的方法，即基于全国疾病的总成本或总预测，将这些成本按疾病的初步诊断进行分配，然后估计某种疾病的成本；自下而上的方法，即基于每一病人实际消耗的资源，测算某种疾病的平均成本，进而估计该疾病导致的总的经济负担
直接经济负担的测算方法	直接法、分部模型法、上下法	直接法即先计算出某种疾病的人均直接经济负担，然后在当地的人口数和患病率的基础上估算某地区该疾病导致的社会经济负担。分部模型法是在利用模型和费用模型的基础上测算疾病的直接经济负担。上下法是在获取总的卫生费用或医疗费用的基础上，按照一定的比例进行分配，测算出某种疾病的平均费用

分类	方法	简介
间接经济负担的测算方法	人力资本法、摩擦成本法、支付意愿法、培养费用法、隐含法	隐含法一般应用人寿保险赔付率等。培养法指的是将一个人培养为劳动力或抚养到一定年龄花费的金钱

测算经济负担时还涉及疾病指标、死亡指标、伤残失能指标、病休指标、其他指标和经济负担组成部分指标,详见表 4。

表 4　经济负担测算的其他相关指标

指标	类型
疾病指标	发病率、患病率、两周患病率、时点患病率、终生患病率等
死亡指标	粗死亡率、病死率、疾病死亡率、潜在减寿年数等
伤残失能指标	伤残调整生命年、死亡损失的健康生命年、伤残损失的健康生命年、质量调整生命年等
病休指标	卧床天数、缺勤天数、病休天数等
其他指标	两周就诊率、住院率等
经济负担组成部分指标	直接医疗经济负担、直接非医疗经济负担、间接经济负担、无形的经济负担

2.4　疾病经济负担的资料收集方法

疾病经济负担数据的收集方法主要包括:①从医疗卫生机构获取,主要包括医疗记录、医疗保险数据,一般是从一家或几家医院或医疗机构收集相关的数据资料,但该收集方法所收集的数据一般只能用于分析门诊费用或住院费用,选择的样本医院或医疗机构也可能会影响最终的测算结果。而医疗保险数据只能用来分析医保患者的相关情况,无法反映非医保患者的信息。该数据收集方法能提供精确的医疗费用信息,所收集的数据可靠,资料相对比较集中,耗时耗费也较少,不存在回顾性偏倚。②对医疗服务对象的调查,即问卷调查,可以收集到患者的相关费用数据,由此测算患者的直接医疗费用、直接非医疗费用、间接费用。与其他数据收集方法相比,通过问卷调查收集的经济负担测算指标的数据相对比较全面,耗时相对较少。问卷调查时要求患者回顾过去一段时间内发生的相关的各种医疗费用,因此由此得出的测算结果可能存在一定的回顾性偏倚,而且问卷一般由研究者自行设计和编写,因此问题的提问和引导方式会存在一定差异,导致准确性不是很高。③追踪调查。追踪调查误差小,准确性高,但是须耗费大量的人力、物力和时间成本。④使用政府公开的数据,一般指宏观数据。基于该数据,在卫生服务利用的基础上推算某种疾病的经济负担。相对来说,该种数据的可获性比较高,当缺乏一手的研究数据时可以考虑采纳此种方法。一般间接经济负担的资料,如社会平均工资、职工年平均工资、农民年人均纯收入、国民生产总值等相关数据可使用政府公开的资料。

2.5 疾病经济负担的理论模型

对疾病负担进行货币化的理论基础是生命价值论。在生命价值论中,医学设立的首要目的是人类的健康,而并非无限制地延长人的生命或是战胜死亡。[16]人们看重的是生命本身的价值性。为了挽救生命,个人、组织乃至国家都可能会付出代价,然而,有些情况下,即使付出了代价,患者仍不断地遭受疾病的折磨,病人更无法回馈社会。由于不断的付出而得不到回报,人们往往会怀疑治疗的价值。因此,生命价值论指出,衡量生命存在意义的标准在于生命的价值。与生命质量论及生命神圣论不同,生命价值论强调生命对个人的影响时,更注重个体的生命给家庭或者社会带来的重要影响。长久以来,生命价值论自然成了分析疾病负担的伦理学基础。[17]首先,从疾病负担的内涵来说,除了疾病给人们带来躯体和精神上的痛苦外,疾病对人们创造社会价值的能力造成的损害也是一个重要的影响,这是疾病负担之所以冠以"负担"的重要原因。按照生命价值论,可以极端地认为,如果疾病只是给人们造成躯体和精神上的痛苦,而不影响人创造社会价值的能力,我们甚至可以认为没有负担发生。其次,从研究疾病负担的目的和意义来说,就是要从社会宏观角度出发,在资源限制条件下尽量避免疾病对社会生产力的损失。尽管有人会提出异议,认为生命价值论只看到了个体的工具性价值,把个人当作他人和社会服务的工具,是让人难以接受的,但是在社会资源一定的条件下,人们做出的选择往往是无情的,特别是当决策者面对社会的总体利益而不是单个个体的利益时,生命价值论往往是最容易被大多数人接受的选择。[18]

3 卫生经济学评价的基本理论与模型

3.1 卫生经济学评价及其方法

卫生经济学评价指的是对卫生规划或卫生相关项目从卫生资源的投入和产出两个方面进行科学的分析,以对不同的备选方案进行比较,从而选出最具社会效益和经济效益的方案,使得有限的卫生资源得到合理的配置和有效的利用。常用的卫生经济学评价的方法有最小成本法、成本—效果分析、成本—效用分析及成本—效益分析。最小成本法即在效果相同的情况下,通过比较两种或两种以上与卫生相关方案的成本,对不同方案进行评价和选择的方法。由于很少存在效果完全相同的两种或两种以上的方案,该方法实际应用较少。成本—效果分析以特定的干预目的为衡量指标,通过测算不同干预方案的每单位治疗效果所用的成本,来对不同方案进行评价和选择。通常成本—效果分析所使用的效果指标有健康结果或临床治疗指标,如抢救患者数、延长的生命年、降低的血糖值、血压降低值、体重降低值等。成本—效用分析是通过比较干预方案的投入成本和干预后的健康产出,来评估不同干预方案的方法。成本—效用分析是成本—效果分析的发展,两者的相似之处是成本均用货币来衡量,不同的是效果指标为一种单纯的生物健康指标,如延长的生命年、增加的体重、降低的血压数等。而效用指标是综合性的,注重干预对象对生活质量的要求,采用的是效用函数变化的指标,即常用质量调整生命年(QALY)来表示,而并非单纯的生物健康指标。成本—效益分析是通过比较不同干预方案的成本和产出收益来评估方案价值的一种方法。与成本—效果分析和成本—效用分析不同的是,成本—效益分析的效益指标不是生物健康指标也不是效用等健康的综合评价指标,而是和成本一样采用货币作为衡量指标(见表5)。在实际工作中,不同的干预方案的成本投入不同,往往是有更好效果的策略也需要更多的成本,即成本效果比最低的策略是成本投入最少的,但是其效果也有限,如果需要获得更多的效果,可能需要选择其他干预或治疗策略,如通过追加投入获得追加的效果。经济学上有边际回报递减规律,追加的投入带来的追加效果是否值得,则需要开展增量成本效果

分析。常用公式为:

$$ICER=(C2-C1)/(E2-E1) \qquad (1)$$

其中,$ICER$ 即增量成本效果比,表示增加 1 个单位效果所需增加的成本,$C1$ 为干预措施 1 所需投入的成本,$C2$ 为干预措施 2 所需投入的成本,$E1$ 为干预措施 1 取得的效果,$E2$ 为干预措施 2 取得的效果。当有的方案可能成本很高而且产生的效果也比较好时,这时就应该考虑每增加 1 个效果所需的成本。如果是用于不同药物治疗方案间的比较,表示 1 个方案的成本—效果与另一方案相比而得到的效果比。

表5　卫生经济学评价方法及其比较

方法	成本测量	产出测量
最小成本法	货币单位	假设各个方案的产出相同
成本—效果分析	货币单位	生物健康单位,比如血压、血糖、体重、生命年等
成本—效用分析	货币单位	质量调整生命年
成本—效益分析	货币单位	货币单位

3.2　卫生经济学评价常用的模型

由于对干预方案或临床试验不可能随访足够长的时间,或者是新药上市时,并没有足够的或长时间的临床和经济学数据来评判其经济效果,在卫生经济中,通常会利用模型来模拟干预方案的长期成本—效果或成本—效用结果,以为临床试验或决策者提供证据支持。卫生经济学评价常用的模型主要有决策树模型和 Markov 模型。决策树模型常用于急性或短期干预或治疗措施,Markov 模型常用于慢性病或在一个相对长的时间框架对干预方案的结果进行评估,因此 Markov 模型是目前使用最广泛的模型。

Markov 模型将疾病按其对健康的影响程度划分为不同的状态,根据各个状态在一定时间内相互转换的概率模拟疾病的进程,并反复运算所有状态上的健康结果和资源消耗,对疾病发展的结局及医疗费用做出预测。例如,利用 Markov 模型进行成本—效用分析的步骤为:①根据研究目的和疾病的自然病程设立不同的 Markov 状态,确定各状态间可能存在的相互转换。

②确定循环周期中各个状态之间的转换概率。③确定各状态的资源消耗和健康效用值:资源消耗是指每个状态下用于治疗某病的成本;健康效用值可以用质量调整生命年来衡量。质量调整生命年指标是通过将不同的生存状况赋予权重,将不同生活质量的生存年数换算成生活质量,相当于基于完全健康人的生存年数,来评价健康生命相关质量的方法。④结合健康效用值和资源消耗,经过多次循环运算后,计算出相应的费用及效用,得出卫生经济学评价指标值,并进行相关的成本—效用分析和增量分析。⑤进行 Markov 模型敏感性分析,以此来预测模型的结果受哪些参数的影响及其变化范围。

参考文献

[1] 焉然.农村糖尿病患者疾病经济负担及影响因素研究[D].济南:山东大学,2007.

[2] 程晓明.卫生经济学[M].北京:人民卫生出版社,2007.

[3] 翟屹.我国肥胖和高血压相关慢性病的直接经济负担研究[D].北京:中国疾病预防控制中心,2007.

[4] 陈文贤,高谨,毛正中,等.二部模型法预测贫困农村居民的村级门诊医疗费[J].中国卫生资源,2000,3(3):134-136.

[5] 彭红,许汝言,叶露.上海市肺癌患者疾病经济负担研究[J].中国卫生经济,2015,34(8):78-81.

[6] 孔灵芝,胡建平.中国居民高血压造成冠心病和脑卒中的经济负担研究[J].中华流行病学杂志,2006,27(9):745.

[7] 李娟,于保荣.疾病经济负担研究综述[J].中国卫生经济,2007,26(11):72-74.

[8] 黎媛媛.甘肃省皋兰县新农合资金运行情况及住院疾病经济负担研究[D].兰州:兰州大学,2009.

[9] 唐雪明,李存艳.昆仑山市高血压疾病经济负担研究及对策分析[J].中国全科医学,2008,11(17):1612.

[10] 张琦.河北省正定县菌痢患者疾病经济负担及疫苗支付意愿研究[M].上海:复旦大学出版社,2004.

[11] 黎浩宇.居民基本医疗保险对减轻家庭经济负担的影响研究[J].萍乡高等专科学校学报,2013,30(4):26-33.

[12] 庄润深.社区居民的疾病经济负担研究[D].广州:暨南大学,2003.

[13] 龙泳,刘学东,段利平,等.失能调整寿命年与人力资本法结合估计间接经济负担的研究[J].中华流行病学杂志,2007,28(7):708-711.

[14] 郭子强,王心旺.慢性阻塞性肺疾病住院患者的疾病经济负担研究[J].中国卫生统计,2010,27(4):345-346.

[15] 赵文惠.糖尿病疾病直接经济负担研究[D].北京:北方协和医学院,2012.

[16] 王定功.生命价值论[M].北京:教育科学出版社,2013.

[17] 牛俊美.生命科学技术的伦理难题及其生态超越[J].中国医学伦理学,2008(3):34-36.

[18] 曾瑶池,胡敏予.从生命价值论谈晚期癌症的理性治疗[J].中国医学伦理学,2007,20(2):69-70.

精神疾病相关经济负担的研究

1 前　言

在我国,精神疾病(又称"精神障碍")的患病率从 20 世纪 70 年代中后期的 3.2％—7.2％上升到 21 世纪的 17.5％。[1-2]随着患病率的不断上升,未来面临的精神疾病的挑战更加巨大。尽管 2012 年《中华人民共和国精神卫生法》问世,中国的精神健康在宏观的法律政策领域有了理论基础,但是中国的卫生支出严重偏向于躯体性疾病,精神卫生领域的支出不到 1％,政府卫生费用与精神疾病造成的疾病负担严重不符。[3]在卫生政策和相关的研究领域,精神卫生没有受到较多的关注,精神卫生领域的政策议题并不具有优先性。此外,目前对精神疾病经济负担的研究几乎为空白。对精神疾病经济负担的研究可以让政策制定者关注并意识到精神卫生的重要性,并重新分配精神卫生资源,为经济学评价研究提供有力的依据,进而为卫生系统的改革和发展提供参考。[4-5]

2 研究背景与意义

精神疾病是指在各种因素(主要包括心理、生物、遗传及社会环境等)的影响下,人们的大脑机能出现紊乱,从而以导致其认知、行为、情感和意志等多种心理或精神活动出现不同程度障碍为主要临床表现的一种疾病。[6]根据世界卫生组织（WHO）制定的《国际疾病分类标准》（*International Classification of Diseases*, ICD)第十次修订本(ICD-10)和《中国精神障碍分类及诊断标准》(CCMD-3),精神疾病可分为 10 种主要类型,目前常见的精神疾病包括忧郁症、焦虑症、情绪障碍、器质性精神障碍、精神分裂症、情感性精神障碍、精神发育迟滞等等。[7-8]

随着社会经济的不断发展、生活压力和竞争压力的日益增加、个人利益与社会利益的冲突逐步增大、个人期望过高等外部因素及自身慢性疾病的影响,绝大多数人面临的精神层面的压力越来越大,影响严重的个体会出现不同程度的精神障碍问题。1990—2010 年,精神疾病在全球疾病负担(Global Burden of Disease, GBD)中的比例增长了 37%[9],14% 的全球疾病负担和 33% 的成年人伤残都与精神疾病有关。2012 年 WHO 公布的最新数据显示,在全球范围内,精神疾病的终生患病率高达 25%,也就是说每 4 个人当中就有一个人在人生的某个阶段患有精神疾病[10]。但是精神卫生的资源和资金相对缺乏,特别是在经济发展水平相对落后的发展中国家。[11] 据统计,全球大约有 28% 的国家没有专门的精神卫生支出,62% 的发展中国家的精神卫生支出占总卫生支出的比重不足 1%。[12] 在国家内部,城乡之间精神卫生方面的人力、物力、财力的配置也不合理,在农村和偏远地区,没有相关的精神卫生医师。在精神卫生领域内部,同样存在资源配置不合理问题。例如,在初级保健层面上,25% 的国家没有配置基本的精神疾病药物,37% 的国家没有与社区相关的精神疾病治疗和康复机构。在过去的几十年,对躯体性疾病的诊断和治疗获得了巨大成就,如人类免疫缺陷病毒引起的获得性免疫缺陷综合征(艾滋病毒/艾滋病)、疟疾和肺结核等[13],但是精神卫生领域的进展相对比较缓慢。在中低收入国家,提高和改善精神卫生服务的可及性为精神疾病患者提供了新的希望,而且有研究表明精神疾病并不是不可治愈的,有效的干预和治疗是存在的。[14-15] 因此在进行资源配置与调整时,应该减少精神疾病与躯体疾病之间的差距,以使资源配置与精神障碍负担的比例相称,促进精神卫生领域的不断发展。

在国际社会中,精神卫生系统主要包括 3 部分,即初级保健中的精神卫生服务、以社区为基础的精神卫生服务和精神病院的住院服务。初级保健中的精神卫生服务包括初级保健机构中的精神卫生服务和综合医院中的精神卫生服务;以社区为基础的精神卫生服务主要包括正规的社区精神卫生服务和非正规的社区精神卫生服务;精神病院的住院服务包括精神疾病专科医院和精神病院的住院服务。国家之间的精神卫生系统差异较大,发达国家的精神卫生服务相对比较完善,发展中国家的精神卫生系统发展比较慢,甚至有些发展中国家没有相应的精神卫生治疗和康复治疗。

　　我国随着改革开放和现代化进程的不断推进,社会经济形势发生了巨大的变化,科技突飞猛进,生产方式和价值观念的改变使得社会竞争日益加剧,而随着改革和竞争的加剧导致的精神卫生问题也逐渐显现出来。一方面,随着劳动力的解放、人口结构的变化、城镇化的不断推进和离乡务工等流动人口的不断增加,导致原有的社会支持网络发生改变,各种心理应激因素急剧增加,由于人们适应社会发展的能力参差不齐,各种精神和心理问题经常出现。另一方面,随着人民生活水平的不断提高,生活质量的不断改善,教育质量的飞速提升,直接导致人们的寿命和疾病死亡率发生较大变化,各年龄阶层和社会阶层之间出现了各种各样的行为问题和精神障碍。近年来,由于过度饮酒、吸食毒品及糜烂的生活方式等引起的精神卫生和自杀等问题明显增多。在过去的几十年中,中国精神疾病的患病率呈现持续上升的态势,从20世纪70年代中后期的3.2‰—7.2‰上升到21世纪的17.5‰。其中,重性精神疾病的患病率从19世纪50年代的2.7‰上升至1993年的13.47‰。[16]据1993年的抽样调查研究发现,在重性精神疾病中,精神分裂症的患病率最高,而在轻型精神疾病中,神经症的患病率最高。[17]2009年初,中国卫生机构的相关统计数据指出,中国精神疾病患者的数量已超过1亿人,重性精神疾病患者数量达到1600万人。精神疾病导致的疾病负担约占总疾病负担的20%,成为疾病负担中最高的疾病种类。[18]而且由于精神疾病的反复性、低病死率和高致残率的特点,造成家庭经济状况和生活质量的急剧下降。由于高昂的治疗费用和政府支持的缺乏,仅有8.2%的精神疾病患者就医,90%以上的患者从未接受过任何专业的治疗,导致病情不断加重。此外,由于精神疾病患者受到病态心理的影响和支配,患者的自杀率是一般人群的50倍,而且患者往往会对社会和他人采取过激行为,如精神疾病患者的犯罪和肇事肇祸行为不断发生,给社会治安造成严重的不良影响。[19]因此,如何治疗精神疾病已经成为我国一项重要的公共卫生问题和社会问题。

　　我国卫生支出严重偏向于躯体性疾病,精神卫生领域的支出不到1%,政府卫生费用与精神疾病造成的负担存在较大的偏差。由于缺乏相关的初级精神卫生机构,精神疾病的治疗主要以住院治疗为主。在医疗保险领域没有针对精神疾病的特殊险种,因此精神疾病给患者及其家庭带来的沉重负担可想而知。21 世纪以来,中国政府逐渐意识到精神健康问题是重要的公共卫生问题之一,并努力促进精神卫生保健,先后出台了《中国精神卫生工作规划(2002—2010 年)》《全国精神卫生工作体系发展指导纲要(2008—2015 年)》,制定了精神卫生保健系统的发展大纲等,其中目标之一就是普及心理健康知识,提高精神疾病患者的诊断和治疗水平。2009 年,政府推出新一轮的全国医疗卫生改革,致力于加强公共卫生服务的资金投入,并把重性精神疾病纳入基本公共卫生服务之中。《中华人民共和国精神卫生法》于 2012 年第十一届全国人民代表大会常务委员会第二十九次会议通过,并于 2013 年 5 月 1 日起施行,其规定精神疾病的治疗费用可由基本医疗保险进行补偿,以促进心理健康、精神卫生服务和精神卫生系统的不断完善。[2] 为了统一参保范围、统一缴费标准、统一待遇水平,去除医疗保险的"碎片化"现象,2015 年中央全面深化改革领导小组第十九次会议指出,整合新型农村合作医疗保险和城镇居民基本医疗保险两项制度,逐步建立统一的城乡居民基本医疗保险制度,实现城乡居民公平享有基本医疗保险权益,促进社会公平正义。各地区在中央政府的领导下,正在逐步实现新型农村合作医疗保险和城镇居民基本医疗保险的合并,以保障患者受益的公平性。

山东省于 1984 年和 1994 年进行的精神疾病流行病学调查采用分层整群抽样的方法,在全省 13 个地(市)分别调查 118998 人和 84767 人。通过调查数据分析得出,山东省内的精神类疾病导致的终生患病率呈现上升的趋势,由 1984 年的 9.76‰ 上升至 1994 年的 13.24‰。同样地,时点患病率也出现升高的趋势,由最初的 9.13‰ 上升至 13.24‰。[20] 2004 年底,山东省对 17 个地(市)开展了第三次流行病学调查,实际调查 22684 人。调查发现,其终生患病率上升到 11.95%。[21] 但由于各种精神疾病较长的治疗周期和高昂的治疗费用,精神疾病患者的治疗率不足 10%,导致病情和经济负担不断加重。在中央政府的领导下,山东省相继出台《山东省精神卫生工作规划(2003—2010 年)》《山东省精神卫生工作体系发展指导意见(2008—2015 年)》等一系列文件。2003 年医疗卫生系统改革以来,各地(市)纷纷把重性精神疾病纳入大病医疗保险的保障范围,以减轻精神疾病患者的就医负担。医疗保险作为疾病经济中的重要保护因素,是从经济学层面加强对健康的有效干预,并积极促进疾病康复的一种制度性经济保障手段。[22]基本医疗保险制度在提高医疗卫生服务的利用程度、最大限度地降低疾病带来的经济负担及促进资源的再次分配等方面具有重要的作用。

在精神卫生领域,由于精神卫生工作底子薄、政府和社会投入不足、精神卫生软件和硬件建设不足及人们对于精神疾病的歧视等,使得对精神疾病的监测、数据可得性及相关研究十分匮乏。尽管20世纪以来各地不断进行精神疾病的流行病学调查,但是对于整个精神疾病患者人群给家庭和社会带来的经济负担仍无明确的研究。随着精神疾病患者的增加、治疗水平的提高、医疗费用的增长和人们精神卫生需求的增加,精神疾病带来的经济负担将会不断增长。因此,对精神疾病经济负担的研究将为未来精神卫生资源的科学配置提供重要的依据。从现行的医疗保障体系来看,基本医疗保险是目前最直接和最有效的缓解精神疾病患者经济负担和化解疾病风险的方法。尽管基本医疗保险已经覆盖了精神疾病,特别是重性精神疾病,但由于不同医疗保险的筹资和保障条件相差比较大,不同的医疗保险制度对精神疾病患者的保障效果和保障程度是否也存在差异? 随着医疗保险改革的不断深化,医疗保险是否应进一步推进全民覆盖或者加强对医疗保险制度保障水平内部的结构调整等的相关科学研究对医疗保险改革政策的调整具有重大的参考价值。

疾病经济负担是合理分配各类卫生资源的基本指标,但是目前国内尚无从较宽的精神疾病(整个精神疾病)视角探讨其对家庭和社会带来的经济负担的研究。尽管在世界卫生组织的全球疾病负担报告和柳叶刀疾病负担的系列研究中已经关注了整个精神疾病的疾病负担问题,但是现有的研究主要围绕精神疾病的流行病学负担,如精神疾病的发病率、患病率、因伤残和早死导致的生命年损失等。[23-24]在我国,由于卫生信息系统不完善和长期对精神卫生领域的忽视,精神疾病的相关数据资料严重缺失,导致国内无论在个人层面还是国家层面的精神疾病及其经济负担的研究都较少,目前仅有少数研究分析某一种精神疾病的门诊费用或住院费用情况。尽管发达国家有类似的精神疾病经济负担的系统研究,但是由于中西方文化传统、经济发展水平、医疗卫生体系、社会福利等方面的种种差异,发达国家的精神疾病经济负担在一定程度上并不能反映中国精神疾病经济负担的现状。因此本书的第一个研究目的是在已有数据的基础上,借鉴发达国家的研究经验和方法,从家庭和社会的层面,系统测算整个精神疾病给家庭和社会带来的经济负担,同时分析精神疾病对社会各阶层的经济影响是否存在差异,探讨精神疾病直接医疗负担的影响因素,并把相关结论应用于我国卫生政策制定和资源配置中,探讨精神卫生领域未来的发展方向。

最近几年,政府不断加大对卫生领域的投入,并通过扩大医疗保险的覆盖面及把重性精神疾病纳入基本公共卫生服务的项目和基本医疗保险中,减轻精神疾病患者的医疗经济负担,逐渐释放了精神卫生需求。我国基本医疗保险纳入精神疾病以来,对精神疾病患者的就医经济负担是否起到补偿作用? 医疗保险的相关研究表明,医保患者的医疗费用明显高于非医保患者的就医费用,在精神卫生领域是否也存在此种现象? 不同的医疗保险类型对精神疾病患者的保障效果是否存在差异? 不同特征的精神疾病患者是否公平地享受了医疗保险改革带来的福利? 此类问题尚未得到解决。因此本书的第二个研究目的是从精神疾病的住院医疗经济负担和受益程度方面分析目前的医疗保险对精神卫生服务的影响,探讨医疗保险对精神疾病患者经济负担的保障效果及其公平性。

本研究的理论意义:①目前国内缺乏从较宽的精神疾病视角测算精神疾病给患者家庭和社会带来的经济负担的研究,仅有少数几篇针对某种特殊类型的精神疾病的门诊和住院费用的研究,本研究将填补此项空白;②对精神疾病经济负担的研究可以为该领域经济学评价研究提供有力的依据,进而为精神卫生系统的改革和发展提供参考。

本研究的现实意义:①研究通过对精神疾病经济负担的研究引导人们和政策制定者对精神卫生领域的关注,有利于以需要为基础的精神卫生规划的制定,为政策制定者提供基础数据,并寻求减轻精神疾病患者经济负担的途径,科学合理地组织、分配和利用卫生资源;②客观认识精神疾病给家庭和社会带来的经济损失,有利于促进人们提高预防精神疾病的观念和形成健康投资的新理念,为精神疾病的预防宣传提供依据。

3 研究目标

本部分研究在精神疾病流行病学和卫生服务利用的基础上,以患病率为基础,进行自下而上的经济学研究,并依据疾病经济负担测算模型,测算精神疾病的经济负担(见图1)。

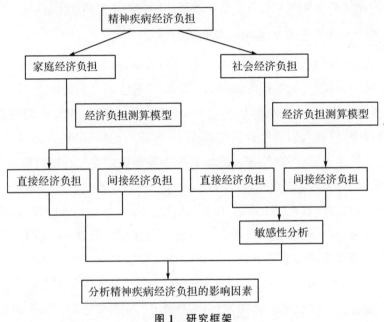

图1 研究框架

具体的研究目标为:

(1)估算精神疾病给家庭带来的经济负担及其构成情况,了解不同特征下的精神疾病患者经济负担的分布特征,并分析2005—2013年精神疾病经济负担的发展趋势;在精神疾病带来的家庭经济负担和精神疾病流行病学方面研究的基础上,进一步估算精神疾病造成的总社会经济负担及其构成,了解不同特征下的精神疾病患者社会经济负担的分布特征,并分析2005—2013年精神疾病总社会经济负担的发展趋势。

(2)为减轻不确定性因素对精神疾病给社会带来的经济影响,本研究利用敏感性分析进一步估算精神疾病社会经济负担的波动情况。

(3)探讨精神疾病患者住院直接医疗经济负担的影响因素。

4　精神疾病的影响因素研究综述

到目前为止,对于精神疾病的发病原因还没有一个科学权威的结论。研究表明,精神疾病和躯体性疾病一样,是多种因素相互作用的结果。除了自身的生理因素和心理因素的影响外,外部环境因素对精神疾病也具有重要的影响,自身和外部环境的相互作用导致精神疾病的发生和变化。

4.1　自身的生理因素和心理因素

首先,遗传因素与精神疾病有较密切的关系,但是精神疾病并不属于遗传性疾病,而且较轻的精神疾病(如抑郁症)和遗传因素的关系并不大。[25]其次,一般情况下,大多数人在40岁以后组织器官逐渐衰老,如脑细胞逐渐发生萎缩并减少,导致人们的精神活力减弱、反应能力迟钝、记忆力逐渐减退,而且可能会产生错觉、幻觉等容易造成老年人多疑忧虑等的心理健康现象。[26]此外,自身的疾病,如恶性肿瘤、糖尿病及癌症等慢性疾病在造成躯体功能障碍的同时,也会使患者产生焦虑、担忧、悲观、抑郁等各种心理问题,如果不能够得到及时治疗,抑郁症等精神症状就会随之出现。最后,个人的心理因素也是影响精神疾病的重要因素。20世纪的主要发现之一为个体的心理因素与精神疾病息息相关,个体幼年、童年时获得稳定的照顾和来自家庭的关心可以帮助儿童形成正常的认知方式、人格类型、情感和心态。由于家庭等各方面的经济原因,很多儿童缺乏相关的照顾,没有接受社会服务,且有时要面对照顾者患病、死亡或者缺失等问题,因此形成的个体的特点会使其在遭遇负向事件后的心理反应弱于一般人群,这都会增大其未来精神疾病的发病率。[27]

4.2　社会环境因素

(1)城镇化。诸如与经济和技术等相关的社会因素成为影响精神疾病的重要因素。例如,1950—2000年,亚洲、非洲和中南美洲的城镇人口比例从16%增长到50%;在1950年,墨西哥和圣保罗的人口分别为310万人和280万人,到2000年它们的人口均达到1000万人。由此,城镇化导致的压力和负向生活事件给居民的精神健康带来了严重的负面影响,使人们暴露于不利环境的危险增加,如交通拥挤、环境污染、贫穷、经济崩溃、基于暴力和破坏确立的家庭生活模式,导致自然资源和社会资源支持下降等。[28-29] 而且将近一半的城市人口处于贫困状态,上千万儿童无家可归,无家可归和居住条件差的人更容易心情沮丧,并且精神疾病的患病率高于普通人群。[30-31] 有些地区,经济的发展促使农村居民迁移到城市地区以寻求生计,一般情况下,移民并不能带来社会健康状况的改善,相反地,会导致越来越高的失业率及缺乏社会网络支持导致精神疾病的危险系数逐渐增加。[32] 另外,城市高效率的生活方式和生活节奏,使人们处于高度精神紧张的状态,长此以往就会产生胸闷、头晕、失眠、多梦和记忆力减退等"紧张病",严重者将会导致精神疾病的发生。

(2)贫穷。严格地讲,贫穷指的是物质资源和资金的缺乏,但是从宏观角度看,贫穷还包括缺乏社会支持和教育资源。诸如失业、低教育水平、无家可归的影响不仅存在于贫穷的国家,也存在于发达国家中。比如在发达国家,贫穷会导致医疗保险的缺失,从而导致精神疾病患者的治疗率比较低。因此无论是在发达国家还是发展中国家,贫穷既是导致精神疾病的重要原因,也是精神疾病导致的严重结果。[33] 经济困难的人经历着经济环境上的困境,这会导致其心理的不断波动,进而增加他们对精神疾病的易感性。[34] 在接受和利用精神卫生服务上,患病者因经济困难也要面对一些阻碍,如支付不起医疗费用或者因地处偏远地区或农村地区没有可用的精神卫生服务或者精神卫生服务很少,无法满足其精神卫生需要。[35] 而且由于精神疾病是一种慢性疾病,康复和治疗期比较长,精神疾病患者会面临失业的危险,同时面临社会上部分人员对精神疾病的严重歧视,这些因素都会进一步提高精神疾病的发病率和严重程度,加剧精神疾病患者家庭的经济贫困。由于农村地区经济发展相对比较落后,会存在许多影响精神健康的问题。而且农村地区女性抑郁症的患病率比整个女性人群的患病率高两倍多。[36] 农村地区较差的交通条件、有限的教育和经济发展机遇,加上精神卫生资源匮乏,导致农村居民精神卫生服务需求缺乏。

(3)生活应激事件。生活应激事件包含诸如离异、丧偶、失业、敌对、残疾、失独等心理应激事件,这些生活事件往往会对人产生较强的心理反应,可能会造成抑郁、情感障碍、人格分裂等精神疾病的初次发生。[37] 随着精神疾病复发次数的增多,患者对生活应激事件的反应逐渐变弱,甚至在没有重大生活事件发生或外部刺激的情况下精神疾病也会发作。因为人体在遇到剧烈的生活事件时,会本能地进行应激调节反应。这是正常的代偿反应,但代偿反应所需的能量是有限的,如果长时间地调动能量,就会造成能量消耗过度而转变成失代偿状态,此时应激反应的能力就会降低,从而引起精神障碍。例如,长时间抑郁,大脑的情绪管理神经系统就会处于失代偿状态,人就会出现精神不集中、记忆力减退、乏力、失眠等临床表现。[38]当然,战争和内部罢工等也会增加精神疾病的发病率。[39-40]而且失业也是精神疾病的重要影响因素[41],失业的人患抑郁症的可能性会增高,而且自杀和自我伤害行为的可能性会比普通人高[42],特别是对于年龄较大的人群,失业对他们的影响巨大,因为一般来说,年龄越大的人再次进入就业市场的前景就越渺茫,因此失业对其造成的心理压力极大。

(4)种族主义或民族主义。研究表明,长期受种族主义影响的人患精神疾病的可能性很高,其中包括实施和延续种族主义的人。精神健康专家已经探究了种族主义和精神健康的相互作用,研究表明,种族主义会加快抑郁症等精神疾病的发病。美国的一项研究表明,种族主义和精神抑郁方面存在明确的正向关系。[43]

(5)规模经济、传播媒介的发展。20世纪后期的规模经济和技术的快速转变是精神疾病的另一重要影响因素。[44]研究表明,传播媒介对暴力心理有不同程度的影响,性行为、色情、暴力游戏等会影响人们的心理和精神健康,增加攻击行为的倾向性。[45]此外,酒精和烟草的使用增加了物质相关的精神疾病的患病风险。[46-47]

(6)自然环境因素。通过调查研究可知,某些精神疾病的发病表现出明显的季节性差异。例如,研究发现,在北极圈内生活的人们,冬季抑郁症发病率会比夏季明显提升。而且具有双相情感障碍的患者,本身就有情绪波动的季节性规律,有些人夏季狂躁不止,而到了冬季就容易抑郁,春季情绪也会出现强烈反差,但有的人却正好相反。[48]

5　精神疾病负担的研究综述

5.1　国外精神疾病负担的研究进展

1993 年,世界银行委托做的一份具有里程碑意义的报告中首次公布了全球疾病负担的概念。该报告在评估疾病负担时不仅考虑了人口的健康差异,也考虑到人群死亡率的差异和疾病导致的非致命性的损伤和残疾的影响,并分析总结了因早死导致的生命年损失和因伤残导致的生命年损失。[49]在 1996 年,世界卫生组织和哈佛大学发表了全球死亡和伤残原因的系统报告,其第一次指出单相抑郁症是导致全球疾病负担(伤残调整生命年损失)的第四位的因素(3.7%)。[50]而且有预测指出,到 2030 年,单相抑郁症会成为第一位的导致伤残生命年损失的因素,这也是第一次明确指出精神疾病会成为全球健康的主要挑战。[51]2001 年,世界卫生组织的精神卫生报告指出,在人生的整个阶段,每 4 人中就有一人有精神疾病相关的问题,并影响男性和女性、富人和穷人、城市和农村等整个人群,且约 20%的在初级卫生机构就诊的患者患有一种或多种精神疾病。[52]据估计,1990 年,精神疾病负担占总疾病负担的10%,2000 年达到 12%,那时预计 2020 年精神疾病的疾病负担占比将增加到15%。[53]2012 年,柳叶刀最新的疾病负担研究指出在精神疾病导致的 DALYs 中,排在前三位的疾病分别是抑郁(40.5%)、焦虑(14.6%)、精神活性物质导致的精神障碍(10.9%)。[54]随后有关精神疾病流行病学的系统综述指出了 10 种精神疾病的年患病率、死亡和伤残风险,此系统综述纳入了 42 项研究并得出,成年人抑郁症的患病率为 5.3%,超额死亡风险为 70%($OR=1.7$),残疾权重为 0.35(0[坏],1[最好]),Sheehan 残疾评分为 58(0[坏],100[最好])。而且指出在未来的 20 年内,抑郁症将列全球疾病负担的第二位,各类精神疾病的患者数将不断增加。[55]

西方发达国家的研究表明,精神疾病的患病率在 7%—20%,其中美国为13.3%[56],丹麦为 11.8%[57],英国为 15%[58],新西兰为 20.7%[59],挪威为7.0%[60],意大利为 10.5%[61],波多黎各为 19.8%[62]。在发展中国家,精神疾病的患病率相对较高一些,基本在 12.5%—22.5%,如撒哈拉以南的非洲为 19.8%[63]，智利为 22.5%[64]，巴西为 22.5%[65]，印度为 12.5%[66]，阿曼为 13.9%[67]。大部分研究表明，男性和女性的总精神疾病患病率几乎相同，但是具体到某种精神疾病类型，男性和女性之间存在差异，比如女性抑郁症的患病率比男性高，男性物质滥用导致的精神疾病的患病率比女性高。[68]

由于较高的患病率，治疗的长期性、反复性和高致残性，精神疾病给患者个人、家庭和社会带来的经济影响是广泛的、长期的和巨大的。20 世纪 60 年代相关学者开始对疾病所造成的经济损失进行相关研究。[69]这一时期疾病经济负担的相关研究往往从医疗费用角度出发，分析患者的次均门诊费用或住院费用，或者侧重于从经济学中的成本概念进行分析，并没有考虑因疾病所导致的健康生命年的损失和社会经济的损失。Muller 在前人研究的基础上于 1980 年提出完整清晰的疾病经济负担的概念，他指出疾病经济负担应包括直接经济负担、间接经济负担和无形的经济负担，这也是目前普遍采用的划分方法。此外在研究疾病对患者造成的负担时，Bowen 将系统论的思想带到家庭和社会之中，指出，任何个人的生活事件都会给家庭和社会带来一定的影响。[70]而家庭和社会为解决这一影响势必会采取相应的措施[71]。Olsen 也认为，重性疾病和慢性疾病不仅仅关系患者个人，更关系患者的整个家庭，它是一种整个家庭或社会都要面对的疾病[72]。可见，精神疾病会对家庭和社会带来一定的影响。来自发达国家的研究表明，在欧洲，2011 年精神疾病导致的总成本约为 4610 亿欧元（约 1000 欧元/人），其中 39% 为直接医疗费用（由于专业的治疗、干预和药物的使用导致的成本），13% 为直接非医疗费用，几乎一半的费用（48%）为间接成本（因病和早死导致的生产力损失）。[73]在荷兰，精神疾病导致的费用相当于 23.2% 的总卫生服务成本，而英国精神疾病导致的费用（仅住院费用）相当于 22% 的总卫生服务成本。[74]抑郁症给澳大利亚和中国台湾带来的经济负担分别达 18 亿美元和 13.5 亿美元。同时 Wilms 运用一年的时间研究分析了德国精神疾病患者家属的家庭负担，研究结果为，90% 的家属认为其家庭支出主要用于疾病本身（包括反复的检查和治疗），年平均费用达到 1146 欧元。[75]2000 年的加拿大，抑郁症造成的社会总经济负担达到 54 亿加元，其中直接成本为 21 亿加元，占总经济负担的 39.5%，间接经济负担所占比例为 60.5%（15.4% 为患者死亡造成的经济损失，

45.1%为疾病带来的生产力的损失)。间接经济损失主要是由于患者及其照顾者或家属因病导致的生产力下降或经济损失。与其他疾病相比,精神疾病的间接社会经济消耗要高于直接治疗费用。例如,据估计,美国由于抑郁症造成病假和生产力下降所导致的损失每年高达 310 亿美元,是直接治疗费用的 3 倍。[76]在英国,间接损失估计有 29.7 亿英镑,几乎为直接治疗费用的 6 倍。[77]就精神分裂症来说,美国的间接治疗费用估计每年有 170 亿美元,略高于直接治疗费用[78];在英国,精神分裂症造成的间接经济负担为每年 12 亿英镑[79],与直接治疗费用相近。另外,由于精神疾病患者生活无法完全自理,家属的照顾和看护也降低了家庭的总体收入。[80]

精神疾病导致的这些经济影响提示卫生政策制定者在制定卫生政策时要充分考虑精神疾病造成的严重的社会影响和巨大的挑战。尽管大部分国家缺乏对精神疾病导致的经济负担的系统研究,但精神疾病导致的经济损失不容小视。由于目前精神卫生服务的可及性较差,在已有的研究中直接成本所占的比例可能比较低,由于生产力的损失导致的间接成本可能所占比例比较高。而且,精神疾病患者较低的就诊率可能增加了因不治疗导致的长期伤残所引起的生产力损失的成本。[81]在发展中国家,由于缺乏治疗,直接治疗费用往往低于发达国家,同时导致患者后续处于相关残疾的时段增长,使间接费用占精神疾病整体经济负担的比重较大。[82]由于涉及范围较广,很多方面由于数据的局限性或方法性问题无法进行衡量,精神疾病导致的经济负担远远不止目前的估计。

5.2 国内精神疾病负担的研究进展

自 20 世纪 80 年代以来,我国精神疾病的患病率呈现不断上升的态势,但地区间存在较大的差异。1982 年,地区精神疾病流行学调查协作组第一次在全国六大行政区展开了大型的精神疾病流行病学调查[83],共调查 51982 人(涉及 12000 户家庭),调查结果显示,各类型精神疾病的终生患病率为 11.30‰,时点患病率为 9.11‰。1993 年,在全国 7 个地区进行的精神疾病流行病学现况调查结果显示,在 15 岁以上的人群中,各类精神疾病的时点患病率达 11.18‰,终生患病率达 13.47‰,其中精神分裂症、酒精依赖导致的精神疾病和情感性精神障碍的患病率位居前列。[84]2002 年,江西省对 11 个地市的流行病学研究显示,精神疾病的终生患病率为 36.08‰,时点患病率为 29.80‰。[85]2004—2005 年,河北省精神疾病流行病学调查显示,各类精神疾病的时点患病率达到 16.24%,终生患病率达到 18.51%。[86]2007 年,广西壮族自治区对 7380 名城市居民(≥15 岁)进行调查结果显示,该地区精神疾病的终生患病率为 2.31%、时点患病率为 1.86%。[87]郁俊昌对广州市精神疾病的流行病学调查结果显示,各类精神疾病的 4 周患病率为 1.69%,12 月的患病率为 3.69%,终生标化患病率为 7.61%。[88]而 2011 年对山东省和广西壮族自治区的调查显示,精神疾病的总患病率为 11.95%,且农村地区精神疾病的患病率高于城市地区。[89-90]而 2002 年对江西省的研究得出,城市的患病率高于农村,但是精神分裂症和阿尔茨海默病的患病率城市低于农村。在性别方面,多个研究表明,男性精神疾病的终生患病率高于女性。[91-92]但是 2010 年广州地区精神疾病的调查结果显示,标化后的精神疾病的患病率方面,女性明显高于男性。由于精神疾病自身的特点,精神疾病导致的残疾和死亡也成为一个主要问题。韦盛中等的研究结果表明精神分裂症导致的残疾率达 62.2%—75.8%。[93]中国卫生统计年鉴统计数据显示,精神疾病的死亡率会随着年龄的增长而上升,其中 20—24 岁和 70 岁以上人群的死亡率增长速度较快。

除了精神疾病带来的严重的流行病学负担外,其导致的经济负担也不容忽视。部分经济负担是明显的且是可测量的,例如,精神卫生服务的利用,损失的工资和减少的生产力,对家庭和照顾者的影响及因早死导致的经济损失。对于患者和照顾者来说,由于患病给患者及照顾者的社会功能、心理和社会交流带来的负面影响巨大,即无形负担沉重。[94]目前对于精神疾病给患者及其家庭带来的心理上的痛苦和折磨及社会功能的负荷仍无法用经济指标来衡量。精神疾病给患者家庭和社会带来的无形经济负担相当沉重。

从目前中国精神疾病的研究现状来看,精神疾病经济负担的相关研究起步较晚,从 2000 年以来,研究者开始注重精神疾病经济负担的研究,但相关的研究数量并不多。相关情况如下:①研究对象主要包括:精神分裂症和抑郁症。②研究内容主要为某一单一精神疾病的住院费用或门诊费用现状和费用影响因素,都是简单地分析一种类型的精神疾病的直接医疗费用,缺乏从较宽的精神疾病视角系统总结精神疾病对家庭和社会带来的经济负担及发展趋势的研究。③现有研究缺乏对不同医保情况等细分结构的比较分析。④大多数的研究没有明确指出抽样和研究对象的纳入方式,且样本量较少,仅仅有一些横断面小样本量且针对某一医院或地区的研究,但是由于患者个体的治疗成本和医疗费用差异相对比较大,而且受社会人口学或临床因素等的影响,小样本量的研究可能不能准确反映整个精神疾病患者人群的实际费用分布特征情况。⑤以往研究的时间跨度较小,无法观察经济负担的变化趋势。⑥影响因素的研究指标主要包括患者的社会人口学特征,而未纳入一些可控因素,如医保类型、报销比例等重要指标。⑦不同地区对同一种精神疾病的研究结果存在明显的差异,其原因主要是不同地区之间经济发展状况、医疗保障水平及精神卫生服务资源等方面存在较大差异。

6　精神疾病经济负担的研究指标和测算方法

6.1　精神疾病经济负担的研究指标

疾病经济负担又称为疾病费用或疾病成本,是指由于患病及该病导致的残疾或失能和过早死亡对患者本人和社会带来的经济损失,以及为了预防和治疗疾病而消耗的卫生资源。[95]精神疾病会给患者、患者家庭、医疗机构和社会带来沉重的经济负担。精神疾病的治疗对患者及其家庭产生的经济影响主要表现在:因患病到专业的医疗机构进行就诊所花费的交通费用,因患病治疗花费的治疗费用和药品费用等,因就诊而必须支付的食宿费用等,因病而增加的护理费用和营养保健品费用,因病住院或照顾患者导致的休工损失的工资性收入(包括精神疾病患者个人及照顾者的工资损失),因早死和伤残导致的经济损失等。精神疾病对医疗机构(医院)产生的经济影响主要表现为:在为患者提供医疗卫生服务的过程中消耗的人力、物力和财力资源,通过对患者进行收费获取的成本补偿费用。精神疾病对国家和社会产生的经济影响主要为:因患者患病治疗和康复而导致的经济损失,因购买材料或相关的进口设备而花费的财力,因患者患病休工导致的劳动力数量和质量的下降,以及因精神健康水平下降而对国民经济带来的不良影响。上述精神疾病带来的经济影响既反映了疾病经济负担测算的不同角度,即包括个人、家庭的角度,机构的角度和社会的角度[96-97],也反映了疾病经济负担的组成部分,即直接医疗费用、直接非医疗费用和间接费用。直接医疗费用指的是由于医疗诊断和治疗所产生的成本,主要包括门诊费、药品费、诊疗费、检查费、手术费、康复费等住院费用。直接非医疗费用是指为获得卫生服务机会和治病等支持性活动所产生的费用,如住院治疗期间的伙食费、往返于医院的交通费、病人的营养费、照顾者的住宿费等。间接成本指患者及其家属或者照顾者因照顾患者损失的生产力。对于直接成本和间接成本的分类,学界一直存在争议。比如,如何归类患者家人和朋友的无偿的照顾和护理成本,一些研究者认为其属于直接成本,因为其代替了正式的医疗护理成本;另一些研究者认为其属于间接成本,应该把这部分看作损失的生产力或娱乐活动时间的成本。[98-99]

除了以上提到的精神疾病的经济负担外,测算经济负担时还涉及疾病指标、死亡指标、伤残失能指标、病休指标、其他指标和经济负担组成部分指标。

6.2 精神疾病经济负担的测算方法

本文是在疾病经济负担理论的基础上,借鉴疾病经济负担测算的思路和方法,结合国内外已有的相关研究,分析精神疾病给患者家庭和社会带来的经济负担,揭示我国精神疾病经济负担的发展趋势。具体的测算模型如图 2 所示。

直接经济负担模型：

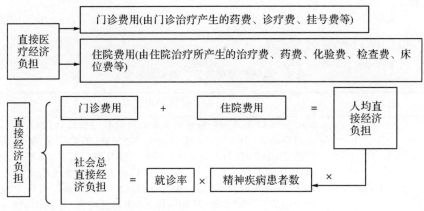

间接经济负担模型：

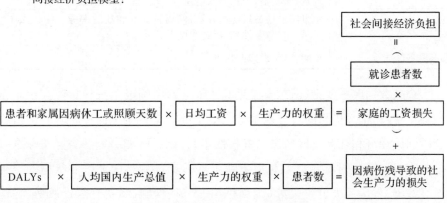

图2　精神疾病经济负担测算模型

7　资料来源和分析方法

本部分主要介绍本文的数据来源。首先对不同的数据来源进行详细的介绍，以更充分地印证本文数据资料的可靠性和准确性；其次介绍本文的研究对象和样本的选择，并详细介绍样本剔除和纳入的标准；最后分析本文精神疾病经济负担测算所使用的指标和测算方法，医疗保险对精神疾病经济负担的补偿效果、公平性分析方法及相应的统计分析方法。

7.1 资料来源

本文所使用的数据来源主要包括以下 3 个:医院信息系统数据库、公共数据库和文献数据库。详见表 1。

表 1　本研究所使用的主要数据来源

数据库	详细数据指标
医院信息系统数据库	2005—2013 年所有精神疾病患者的住院和门诊信息,涉及:社会人口学特征(病案号、性别、出生日期、年龄、婚姻状况、职业、居住地址、照顾者、与照顾者的关系等)、临床特征(门诊诊断、入院诊断、入院病情)、医疗保险信息包括病人类别(普通病人、医保病人、省医保病人、医保特殊人员、保健干部、异地医保病人、新农合病人)、类别分类(市职工医保、市居民医保、优抚医保)、医保总费用、医保现金、医保 IC 卡、医保统筹、自付费用,以及各项卫生服务利用数据(药品费、检查费、治疗费、化验费、床位费、护理费、康复治疗费、专家会诊费、伙食费、就诊次数、住院天数)
公共数据库	年出院的精神疾病患者数,两周就诊率和住院率等;2005—2013 年总人口数及性别、年龄和城乡的人口数
文献数据库	患病率、生产力的权重等

公共数据库主要指《山东省卫生统计年鉴》《中国卫生统计年鉴》《山东省统计年鉴》和相关机构的官方网站等。卫生统计年鉴是全面反映各省区市或全国国民经济和社会发展情况的资料性年刊,是了解和研究各省区市和全国的基本卫生情况的重要资料和历史性工具书。其主要记录重要年份的卫生统计数据,包括各类卫生资源(卫生机构、人员、设施、经费)、医疗服务、妇幼保健、人民健康水平及营养状况、公共卫生、医疗保障制度、人口指标等相关的统计数据。《山东省统计年鉴》则系统收录了山东省内 17 个地市经济、社会各方面的统计数据,以及多个重要历史年份的省内主要统计数据,是一本全面反映山东省经济和社会发展情况的资料性年刊。其主要包括山东省经济核算、人口、人民生活、资源和工农业等的情况,是研究山东省社会发展的官方统计资料。根据本文的主要研究目的,主要从公共数据库中收集与精神卫生服务利用相关的数据,山东省人口数、社会平均工资水平、社会生产总值、农民和城镇居民人均纯收入及医疗保险信息等方面的资料。此外,通过对国际卫生部门和地方卫生部门的官方网站,如世界卫生组织的网站和山东省卫

生与计划生育委员会的官方网站,收集有关精神疾病的负担和医疗保险政策的相关资料。

本文所使用的文献数据库主要包括中国知网(China National Knowledge Infrastructure,CNKI)、万方数据知识服务平台、中文科技期刊数据库、中国生物医学文献数据库、PubMed、Google 学术搜索、Elsevier Science Direct、Web of Knowledge。所使用的检索主题词为:精神疾病/精神病精神障碍(mental diseases)/mental disorders/mental illness/ psychosis,经济负担/负担/费用(住院费用、门诊费用)/成本/卫生服务利用/economic burden/burden cost/hospitalization cost/outpatient cost/health service utilization,医疗保险/保险/补偿/health insurance/insurance/compensate/reimbursement/subsidy。同时,收集了研究国内外有关精神疾病流行病学现状、精神疾病患者的经济负担及医疗保险对经济负担的影响的相关文献,并对研究方法和内容进行了分析总结。

7.2　研究对象与内容

依据现行的中国精神疾病分类与诊断标准第 3 版(CCMD-3)和国际疾病分类标准编码第 10 版(ICD-10),确定本文中研究对象的纳入和排除标准(见图 3):①严格符合 CCMD-3 和 ICD-10 精神疾病诊断标准的 18 岁及以上的精神疾病患者。②排除门诊诊断为精神疾病患者,但住院诊断为非精神疾病患者。③排除门诊和住院信息不完善的患者,如有的病例的住院费用中只有某一项或某两项内容,便视为不完整数据予以删除。④排除共病精神疾病患者,即患有其他疾病需要同时治疗的精神疾病患者。⑤由于一些特殊原因,精神疾病患者常年居住在医院,为减少该特殊患者对研究结果的影响,本文排除了住院天数在 1 年以上的患者。本文共纳入有效精神疾病患者 25827 例,所涉及的疾病编码见表 2。

针对每条病例提取如下信息:①个人社会人口学信息,包括病案号、性别、出生日期、年龄、婚姻状况、职业、居住地址、照顾者、与照顾者的关系等。②临床和卫生服务利用信息,包括门诊诊断情况、住院诊断情况、入院情况、就诊次数、住院天数、住院总费用、药(西药、中成药和中草药)费、诊疗费、治疗费、检查费、化验费、调温费、护理费、氧气费、放射费、材料费、自理费、其他费、康复治疗费、专家会诊费。③医疗保险信息包括病人类别(普通病人、医保病人、省医保病人、医保特殊人员、保健干部、异地医保病人、新农合病人)、类别分类(市职工医保、市居民医保、新农合、优抚医保)、医保总费用、医保现金、医保 IC 卡、医保统筹、自付费用。

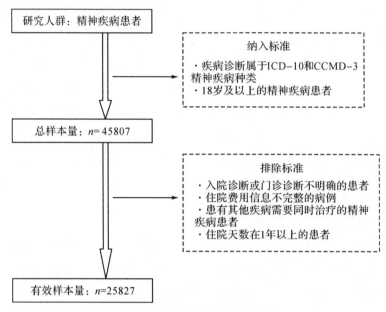

图 3　有效样本的选择和纳入

表 2　本文所涉及的精神疾病种类及其 ICD-10 疾病编码

疾病名称	ICD 编码
器质性(包括症状性)精神障碍	F00-F09
使用精神活性物质引起的精神和行为异常	F10-F19
精神分裂症、分裂型障碍和妄想性障碍	F20-F29
心境(情感)障碍	F30-F39
神经性、应激相关的及躯体形式的障碍	F40-F48
与心理因素相关的生理障碍伴有生理紊乱和躯体因素有关的行为综合征	F50-F59
成人人格和行为障碍	F60-F69
精神发育迟滞	F70-F79
起病于童年与青少年时期的行为和情绪障碍	F90-F98

7.3 研究内容

(1)系统总结国内外疾病经济负担测算的理论模型和医疗保险对经济负担补偿的理论基础与研究方法。

(2)估算精神疾病给家庭带来的经济负担及其构成情况,了解不同特征的精神疾病患者经济负担的分布特征,并分析 2005—2013 年精神疾病经济负担的发展趋势;在测算精神疾病给患者家庭带来的经济负担和了解精神疾病流行病学的基础上,进一步估算精神疾病对整个山东省造成的社会经济负担及其构成,了解不同特征下精神疾病社会经济负担的分布特征,并分析 2005—2013 年精神疾病社会经济负担的发展趋势。

(3)为减轻不确定性因素对精神疾病给社会带来的经济影响,本文利用敏感性分析进一步估算精神疾病造成的社会经济负担的波动情况。

(4)探讨精神疾病患者住院直接医疗经济负担的影响因素。

7.4 研究指标和方法

7.4.1 研究指标

基于以往的研究经验和本文的研究目的,本文采用的主要指标包括社会人口学指标、卫生服务利用指标、医疗保险指标、疾病流行病学负担指标、经济水平指标、疾病经济负担和医疗费用指标。详见表3。

表3 各项指标变量、赋值方法和评价方法

变量		赋值方法	评价方法
社会人口学指标	性别	男=1,女=2	频数,构成比
	年龄(岁)	18−39=1,40−54=2,≥55=3	频数,构成比
	婚姻状况	1=单身,2=非单身	频数,构成比
	职业	无职业=1,农民=2,职工=3,离退休人员=4,学生=5,其他=6	频数,构成比
	户口地址	1=农村,2=城市	频数,构成比
	总人口数	实际值	实际值
	性别人口数	实际值	实际值
	年龄人口数	实际值	实际值
	城乡人口数	实际值	实际值

变量		赋值方法	评价方法
卫生服务利用指标	住院诊断	器质性(包括症状性)精神障碍=1,使用精神活性物质引起的精神和行为异常=2,精神分裂症、分裂型障碍和妄想性障碍=3,心境(情感)障碍=4,神经性、应激相关的及躯体形式的障碍=5,与心理因素相关的生理障碍伴有生理紊乱和躯体因素有关的行为综合征=6,成人人格和行为障碍=7,精神发育迟滞=8,起病于童年与青少年时期的行为和情绪障碍=9	频数,构成比
	入院情况	一般=1,急=2,危重=3	频数,构成比
	入院次数	实际值:1 次=1,2—3 次=2,4—5 次=3,≥6 次=4	均数,频数,构成比
	入院天数	实际值:<30 天=1,30—59 天=2,60—90 天=3,≥90 天=4	均数,频数,构成比
	住院费用	实际值	均数,中位数,标准差
医疗保险指标	病人类别	医保患者=1,非医保患者=2	频数,构成比
	类别分类	新型农村合作医疗保险=1,城镇居民基本医疗保险=2,城镇职工基本医疗保险=3	频数,构成比
	医保费用	实际值	中位数
	报销比例	实际值	中位数
	自付比例	实际值	中位数
疾病流行病学负担指标	患病率	实际值	实际值
	死亡率	实际值	实际值
	DALYs	实际值	实际值
经济水平指标	人均工资	实际值	均值
	人均生产总值	实际值	均值
	人均可支配收入	实际值:中低收入=1,中等收入=2,高收入=3	均值,低/中/高收入即<20000元,20000—40000元,≥40000元

续　表

变量		赋值方法	评价方法
疾病经济负担和医疗费用指标	门诊费用	实际值	均值,标准差
	住院费用	实际值	均值,标准差
	直接医疗经济负担	实际值	均值
	直接经济负担	实际值	均值
	间接经济负担	实际值	均值

7.4.2　研究方法

(1)经济负担的测算方法。本文首先采用以患病率为基础的、自下而上的经济学研究方法测算精神疾病导致的家庭和社会经济负担。本文选取直接法来计算精神疾病的社会直接经济负担,但并非所有的精神疾病患者都接受了治疗,因此本文在以往研究的基础上,考虑了精神疾病患者的实际就诊率。社会直接经济负担的计算公式如下:

社会直接经济负担＝人均直接费用×地区居民人口数×患病率×实际就诊率

间接经济负担选取人力资本法来衡量。人力资本法认为,劳动力因疾病导致的有效工作时间减少而造成的损失的经济价值就等于这一时间段内劳动力劳动所创造的价值,是一种将因疾病损失的时间转化为货币价值的方法。本文运用因精神疾病住院导致的工资损失和照顾者因照护患者导致的工资损失作为精神疾病给患者家庭带来的间接经济负担,用精神疾病患者的平均住院天数作为工作天数的损失,即:

家庭间接经济负担＝患者和照顾者的日均工资×住院或照顾天数×生产力的权重

其中:日均工资采用人均工资的指标,并在年实际工作天数 250 天、每天实际工作 8 小时的基础上测算患者和照顾者的日均工资。

运用精神疾病患者因病伤残导致的损失,即 DALYs 来衡量精神疾病导致的社会生产力的损失,公式如下:

精神疾病导致的社会生产力的损失＝DALYs×人均地区生产总值×年

龄别生产力的权重×患者数

本文中年龄别生产力的权重考虑了本文样本的年龄别的比重,即:

年龄别生产力的权重＝中国不同年龄组的生产力的权重×年龄别精神疾病患者的比重

本文中 DALYs 采用 2004 年世界卫生组织疾病负担报告中的测算方法,具体公式如下:

$$DALYs = -(DC \times (e\hat{}(-\beta x)/(\beta+\gamma)\hat{}) 2 \times (e\hat{}(-(\beta+\gamma)L) \times$$
$$(1+(\beta+\gamma)(L+a))-(1+(\beta+\gamma)a))$$

其中,x 是年龄,$\beta(\beta=0.04)$ 为年龄权重系数,$\gamma(\gamma=3\%)$ 为贴现率,L 为病程,D 表示失能权重(其中 0 为健康,1 为死亡),$C(C=0.1658)$ 为连续调整系数。

本文中假设精神疾病的实际发病年龄为患者入院时的年龄,并参考《全球健康统计》的相关研究结果,得出男性精神疾病患者的平均病程为 48.5 年,女性精神疾病患者的平均病程为 47.6 年;标准期望寿命运用西方寿命模型表,即日本人群的年龄别期望寿命,其中男性为 80 岁,女性为 82.5 岁。

精神疾病患者给家庭和社会带来的总经济负担即直接经济负担和间接经济负担的总和,详见图 2。由于通货膨胀(或紧缩)的存在,在比较不同年份的经济收入、医疗费用等时首先需要进行贴现计算,一般采用居民消费价格指数(CPI)进行贴现。本文以 2013 年为基准,根据 CPI 调整其他各年份的数据以排除物价对不同年度医疗费用和收入的影响,以方便进行纵向比较(见表 4)。

表 4　中国居民不同年龄段生产力的权重

年龄组(岁)	权重
0—14	0
15—49	0.75
50—60	0.80
≥60	0.10
平均权重	0.50

注:数据来源于第 4 次全国人口普查资料。

(2)统计分析方法。本文使用的统计分析方法主要有以下几种:①QQ 图和单样本的 K-S 检验显示本文中的数据多为偏态分布,故本文基于主要统计结果报告中的平均值、标准差和中位数,运用频数和构成比描述性分析方法分析精神疾病患者的社会人口学、临床特征、卫生服务利用和经济负担情况等。②为排除混杂因素的干扰,本文把具备某特征的精神疾病患者分成不同层次,并运用 Mann-Whitney U 检验(两组间比较)和 Kruskal Wallis 检验(多组间比较)分析不同层次的患者间卫生服务利用的差异。③对精神疾病患者的住院直接医疗费用的影响因素进行广义线性回归分析。④由于精神疾病的经济负担测算中存在一些不是十分确定的因素,为找出这些不确定性因素对经济负担的影响,本文采用敏感性分析方法测算和分析不确定性因素对社会经济负担的敏感性程度。纳入敏感性分析的因素包括:患病率、就诊率和直接医疗费用。详见表5。⑤运用频数、构成比、中位数等指标分析医疗保险制度对患者住院直接医疗经济负担的补偿情况,包括医保和非医保患者间、医疗保险制度间、不同补偿比例间的横断面研究,对不同层次的精神疾病患者的直接医疗经济负担和补偿情况进行 Mann-Whitney U 和 Kruskal Wallis 检验。⑥运用最小二乘法回归模型在控制其他影响因素(性别、年龄、婚姻状况、职业、居住地区、入院诊断)的情况下,分析不同的医疗保险制度对精神疾病患者住院自付费用的影响。本文中使用的显著性水平为 0.05,同时应用 SPSS7.0 软件对相关的数据进行统计分析。

表 5　精神疾病经济负担的基线和敏感性分析的指标与来源

条目	患病率	就诊率	直接医疗费用
基线测算	总:17.50%;男:20.08%,女:14.84%;城市:16.90%,农村:17.71%;18—39 岁:12.51%,40—54 岁:23.23%,55 岁以上:24.04%;器质性精神疾病:2.38‰,精神活性物质导致的精神疾病:58.86‰,精神分裂症:9.51‰,心境障碍:61.36‰,焦虑:56.28‰	总:4.90%;男:4.10%,女:6.0%;城市:5.0%,农村:4.80%;18—39 岁:6.90%;40—54 岁:3.70%,55 岁以上:3.40%;器质性精神疾病:11.60%,精神活性物质导致的精神疾病:1.20%,精神分裂症:72.40%,心境障碍:8.30%,焦虑:6.10%	抽样调查实际费用

续　表

条目	患病率	就诊率	直接医疗费用
基线测算数据来源和依据	Phillips et al.，Lancet，2009	Phillips et al.，Lancet，2009	医院信息系统
敏感性分析	11.90%	两周就诊率为0.70‰	实际医疗费用10%的上下波动
敏感性分析数据来源和依据	2011年山东省卫生统计年鉴	2013年中国卫生统计年鉴	抽样调查

8　精神卫生服务利用现状

本文在现有精神卫生相关数据的基础上，分析2005—2013年中国精神疾病的卫生服务利用情况，并在抽样调查的基础上，分析山东省精神疾病患者的门诊和住院卫生服务利用现状，研究不同特征人群的精神卫生服务利用是否存在差异。

8.1　精神卫生服务利用的总体现状

8.1.1　1993—2008年精神疾病患者的两周就诊率和住院率

从图4可以明显地看出，1993—2008年，无论在农村地区还是城市地区，中国精神卫生服务的两周就诊率和住院率都较低。在此期间，农村的两周就诊率均在0.7‰左右，住院率均在0.3‰左右。城市地区的两周就诊率和住院率略高于农村地区。

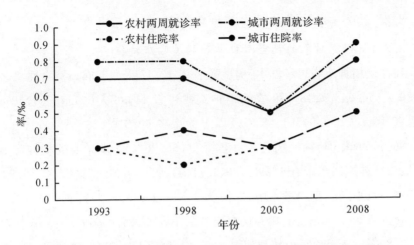

图 4 1993—2008 年中国农村和城市精神疾病患者的就诊率和住院率

资料来源:2013 年中国卫生统计年鉴。

8.1.2 2005—2012 年中国精神疾病患者的出院情况

由图 5 可知,2005—2012 年,精神疾病患者的出院人数基本呈现递增的趋势,从 2005 年的 19060 人上升到 2011 年的 237387 人,2012 年出院的精神疾病患者为 196090 人。

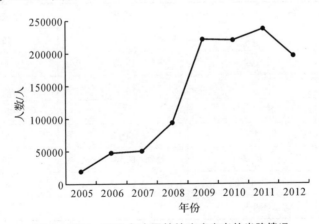

图 5 2005—2012 年中国精神疾病患者的出院情况

资料来源:2006—2013 年中国卫生统计年鉴,其中精神疾病包括酒精引起的精神和行为障碍、精神分裂症、分裂型和妄想性障碍和情感障碍。

8.2　2005—2013 年山东省精神卫生服务的利用现状

8.2.1　研究对象的社会人口学和相关临床特征

在住院精神疾病患者群中:男性患者为 12747 人(49.36%),女性患者为 13080 人(50.64%);18—39 岁的精神疾病患者 11996 人(46.45%),40—54 岁患者 7758 人(30.04%),55 岁及以上的患者 6073 人(23.51%);10062 例 (38.96%)为单身精神疾病患者,15548 例(60.20%)为非单身的精神疾病患者;城市精神疾病患者有 11290 人(43.71%),农村精神疾病患者有 13670 人 (52.93%);不同职业的患者中,农民为 11311 人(43.80%);职工为 4245 人 (16.44%);2005 年出院的精神疾病患者为 1056 人(4.09%),2013 年为 7462 人(28.89%),入院诊断中精神分裂症、分裂型障碍和妄想性障碍患者所占比重最大,为 34.42%(8890 人);入院情况一般的患者为 12336 人(47.76%);有医疗保险的精神疾病患者为 14186 人(54.93%),无医疗保险的精神疾病患者有 11641 人(45.07%);低收入患者为 211 人(0.82%),中高收入患者有 17226 人(66.70%)。详见表 6。

表 6　精神疾病患者的社会人口学和相关临床特征

条目		频数	构成比/%
性别	男	12747	49.36
	女	13080	50.64
年龄	18—39 岁	11996	46.45
	40—54 岁	7758	30.04
	≥55 岁	6073	23.51
婚姻状况	单身	10062	38.96
	非单身	15548	60.20
	缺失	217	0.84

条目		频数	构成比/%
职业	无职业	942	3.65
	农民	11311	43.80
	职工	4245	16.44
	离退休人员	1280	4.96
	学生	3375	13.07
	其他	4674	18.10
居住地区	农村	13670	52.93
	城市	11290	43.71
	缺失	863	3.34
出院时间	2005 年	1056	4.09
	2006 年	1573	6.09
	2007 年	1733	6.71
	2008 年	1723	6.67
	2009 年	1577	6.11
	2010 年	2053	7.95
	2011 年	2321	8.99
	2012 年	6329	24.51
	2013 年	7462	28.89
入院诊断	器质性（包括症状性）精神障碍	858	3.32
	使用精神活性物质引起的精神和行为异常	1099	4.26
	精神分裂症、分裂型障碍和妄想性障碍	8890	34.42
	心境（情感）障碍	3802	14.72
	神经性、应激相关的及躯体形式的障碍	3017	11.68
	与心理因素相关的生理障碍伴有生理紊乱和躯体因素有关的行为综合征	221	0.86

条目		频数	构成比/%
入院诊断	成人人格和行为障碍	77	0.30
	精神发育迟滞	100	0.39
	通常起病于童年与青少年时期的行为和情绪障碍	16	0.06
	缺失	7747	30.00
入院情况	一般	12336	47.76
	急	243	0.94
	危重	22	0.09
	缺失	13226	51.21
医疗保险情况	有医保	14186	54.93
	无医保	11641	45.07
收入水平	低收入	211	0.82
	中等收入	8520	32.99
	高收入	8706	33.71
	缺失	8390	32.49

注:由于数据为约数,部分分类百分数相加后约为100%,下同。

8.2.2 山东省精神疾病患者门诊卫生服务利用情况

(1)门诊就诊次数的总体情况。从表7中我们可以看出,山东省门诊就诊的精神疾病患者的复诊率较低,97.9%的患者的就诊次数为1次,就诊2次及以上的患者仅占2.1%。

表7 精神疾病患者门诊就诊次数的总体情况

就诊次数	患者例数	构成比/%
1	1950	97.9
2	17	0.9
≥3	25	1.2

（2）不同患者门诊就诊次数的差异。

第一，性别分组下精神疾病患者门诊就诊次数的差异。

从表8中我们可以看出，门诊就诊次数的性别差异并不明显，男性精神疾病患者的就诊次数均值为1.49次，女性精神疾病患者的就诊次数均值为1.54次，且 Mann-Whitney U 检验下不同性别的精神疾病患者的门诊就诊次数差异不具有统计学意义（$Z=-0.024, P=0.981$）。

表8　性别分组下精神疾病患者门诊就诊次数的差异

性别	就诊次数/次	
	均值	中位数
男	1.49	1
女	1.54	1
Mann-Whitney U 检验	$Z=-0.024$	$P=0.981$

第二，年龄分组下精神疾病患者门诊就诊次数的差异。

由表9的统计结果显示，门诊就诊的精神疾病患者中，18—39岁患者的平均就诊次数为1.41次，40—54岁患者的平均就诊次数为1.94次，55岁及以上患者的平均就诊次数为1.25次。通过 Kruskal Wallis 检验，可知不同年龄分组下精神疾病患者的就诊次数差异不具有统计学意义（$X^2=3.346, P=0.188$）。

表9　年龄分组下精神疾病患者门诊就诊次数的差异

年龄/岁	就诊次数/次	
	均值	中位数
18—39	1.41	1
40—54	1.94	1
≥55	1.25	1
Kruskal Wallis 检验	$X^2=3.346$	$P=0.188$

第三，婚姻状况分组下精神疾病患者门诊就诊次数的差异。

从表10中我们可以看出，门诊就诊次数的婚姻状况差异并不明显，单身患者就诊次数的均值为 1.38 次,非单身患者就诊次数的均值为 1.50 次。通过 Mann-Whitney U 检验,可知婚姻状况分组下精神疾病患者的就诊次数差异不具有统计学意义($Z=-0.236,P=0.814$)。

表 10　婚姻状况分组下精神疾病患者门诊就诊次数的差异

婚姻状态	就诊次数/次	
	均值	中位数
单身	1.38	1
非单身	1.50	1
Mann-Whitney U 检验	$Z=-0.236$	$P=0.814$

第四,居住地区分组下精神疾病患者门诊就诊次数的差异。

从表 11 中我们可以看出,城市精神疾病患者的门诊就诊次数均值(1.75次)要略高于农村精神疾病患者的门诊就诊次数均值(1.12 次)。通过 Mann-Whitney U 检验可知,城乡精神疾病患者门诊就诊次数差异有统计学意义($Z=-2.732,P=0.006$)。

表 11　居住地区分组下精神疾病患者门诊就诊次数的差异

居住地区	就诊次数/次	
	均值	中位数
城市	1.75	1
农村	1.12	1
Mann-Whitney U 检验	$Z=-2.732$	$P=0.006$

第五,职业分组下精神疾病患者门诊就诊次数的差异。

从表 12 中我们可以看出,其中职工的就诊次数最高,平均为 2.40 次,无职业患者的平均就诊次数最低(1 次),农民的平均就诊次数为 1.13 次。通过 Kruskal Wallis 检验可知,不同职业的精神疾病患者的门诊就诊次数差异存在统计学意义($X^2=11.952,P=0.018$)。

表 12 职业分组下精神疾病患者门诊就诊次数的差异

职业	就诊次数/次	
	均值	中位数
无职业	1	1
农民	1.13	1
职工	2.40	1
离退休人员	1.36	1
学生	1.15	1
其他	1.48	1
Kruskal Wallis 检验	$X^2 = 11.952$	$P = 0.018$

第六,入院诊断分组下精神疾病患者门诊就诊次数的差异。

从表 13 中我们可以看出,精神分裂症、分裂型障碍和妄想性障碍型患者的门诊就诊次数最高,平均为 2.10 次,剩下的依次为心境(情感)障碍患者(1.32 次),神经性、应激相关的及躯体形式的障碍患者(1.26 次)、使用精神活性物质引起的精神和行为异常的患者(1.17 次),其他类型的精神疾病患者的平均就诊次数均为 1 次。通过 Kruskal Wallis 检验可知,不同入院诊断患者的就诊次数差异无统计学意义($X^2 = 10.077, P = 0.121$)。

表 13 入院诊断分组下精神疾病患者门诊就诊次数的差异

入院诊断	就诊次数/次	
	均值	中位数
器质性(包括症状性)精神障碍	1	1
使用精神活性物质引起的精神和行为异常	1.17	1
精神分裂症、分裂型障碍和妄想性障碍	2.10	1
心境(情感)障碍	1.32	1
神经性、应激相关的及躯体形式的障碍	1.26	1
成人人格和行为障碍	1	1
精神发育迟滞	1	1
Kruskal Wallis 检验	$X^2 = 10.077$	$P = 0.121$

第七,入院情况分组下精神疾病患者门诊就诊次数的差异。

从表14中我们可以看出,病情一般的精神疾病患者的门诊就诊次数最高,平均为1.48次,危重和病情急的精神疾病患者的平均就诊次数均为1次。通过Kruskal Wallis检验可知,不同入院情况的患者的就诊次数差异无统计学意义($X^2=1.225,P=0.542$)。

表14　入院情况分组下精神疾病患者门诊就诊次数的差异

入院情况	就诊次数/次	
	均值	中位数
一般	1.48	1
急	1	1
危重	1	1
Kruskal Wallis 检验	$X^2=1.225$	$P=0.542$

第八,出院时间分组下精神疾病患者门诊就诊次数的差异。

从表15中我们可以看出,2005年精神疾病患者的平均门诊就诊次数为1.22次,2008年下降至1.06次,2009—2013年,精神疾病患者的平均门诊就诊次数呈现波动上升的趋势,2009年为1.39次,2013年为1.60次,但经Kruskal Wallis检验可知,出院时间分组下患者的就诊次数差异无统计学意义($X^2=8.056,P=0.428$)。

表15　出院时间分组下精神疾病患者门诊就诊次数的差异

出院时间(年份)	门诊次数/次	
	均值	中位数
2005	1.22	1
2006	1.21	1
2007	1.17	1
2008	1.06	1
2009	1.39	1
2010	1.62	1

出院时间(年份)	门诊次数/次	
	均值	中位数
2011	1.97	1
2012	1.58	1
2013	1.60	1
Kruskal Wallis 检验	$X^2 = 8.056$	$P = 0.428$

第九,收入水平分组下精神疾病患者门诊就诊次数的差异。

由表 16 我们可以看出,高收入精神疾病患者的门诊就诊次数的均值最高,为 1.58 次;低收入精神疾病患者的门诊就诊次数的均值最低,为 1.01 次。通过 Kruskal Wallis 检验可知,不同收入水平下的精神疾病患者的门诊就诊次数差异无统计学意义($X^2 = 1.227, P = 0.543$)。

表 16　收入水平分组下精神疾病患者门诊就诊次数的差异

收入水平	就诊次数/次	
	均值	中位数
低收入	1.01	1
中等收入	1.12	1
高收入	1.58	1
Kruskal Wallis 检验	$X^2 = 1.227$	$P = 0.543$

8.2.3　山东省精神疾病患者住院卫生服务利用现状

(1)住院卫生服务利用的总体情况见表 17。2005—2013 年的 9 年时间里,精神疾病患者的住院次数有明显的提高,其中 2013 年与 2005 年相比,住院次数为 1 次的患者人数增长 3.5 倍(2005 年为 995 人,2013 年为 4450 人),2—3 次的患者人数增长近 40 倍(2005 年 49 人,2013 年 1990 人),4—5 次的患者人数增长 173 倍(2005 年 3 人,2013 年 522 人),6 次及以上的患者人数从 2010 年以后也有明显增长(2009 年 12 人,2013 年 453 人)。2006 年至 2011 年期间,住院 90 天以下的患者人数变化不大,90 天以上的长期住院人数呈现明显的增多趋势(2006 年为 181 人,2011 年为 522 人)。

表 17　住院卫生服务利用的总体情况

服务利用		2005 年 [人，(%)]	2006 年 [人，(%)]	2007 年 [人，(%)]	2008 年 [人，(%)]	2009 年 [人，(%)]	2010 年 [人，(%)]	2011 年 [人，(%)]	2012 年 [人，(%)]	2013 年 [人，(%)]
就诊次数	1 次	995 (95.03)	1369 (87.81)	1402 (82.28)	1346 (78.90)	1248 (80.05)	1358 (67.00)	1514 (66.35)	4047 (64.33)	4450 (60.01)
	2—3 次	49 (4.68)	179 (11.48)	279 (16.37)	334 (19.58)	279 (17.90)	515 (25.41)	594 (26.03)	1631 (25.93)	1990 (26.84)
	4—5 次	3 (0.29)	9 (0.58)	19 (1.12)	19 (1.11)	20 (1.28)	93 (4.59)	78 (3.42)	361 (5.74)	522 (7.04)
	≥6 次	0 (0.00)	2 (0.13)	4 (0.23)	7 (0.41)	12 (0.77)	61 (3.01)	96 (4.21)	252 (4.01)	453 (6.11)
住院天数	≤29 次	464 (44.32)	678 (43.49)	656 (38.50)	648 (37.98)	589 (37.78)	644 (31.77)	718 (31.46)	2745 (43.63)	3189 (43.01)
	30—60 次	364 (34.77)	492 (31.56)	548 (32.16)	528 (30.95)	487 (31.24)	605 (29.85)	688 (30.15)	1727 (27.45)	1975 (26.64)
	61—90 次	134 (12.80)	208 (13.34)	238 (13.97)	249 (14.60)	243 (15.59)	355 (17.51)	354 (15.51)	853 (13.56)	893 (12.04)
	≥90 次	85 (8.12)	181 (11.61)	262 (15.38)	281 (16.47)	240 (15.39)	423 (20.87)	522 (22.87)	966 (15.36)	1358 (18.31)

（2）不同精神疾病患者住院卫生服务利用的差异。

第一,性别分组下精神疾病患者住院卫生服务利用的差异。

从表18的统计结果可以看出,男性精神疾病患者的住院次数均值为1.81次,女性精神疾病患者的住院次数均值为1.79次。男性精神疾病患者的住院天数均值(72.76天)要略高于女性精神疾病患者的住院天数均值(65.54天)。通过 Mann-Whitney U 检验可知,不同性别间的住院天数差异有统计学意义($Z=-7.311,P=0.001$),但不同性别间的精神疾病患者的住院次数差异无统计学意义($Z=-1.673,P=0.094$)。

表 18 性别分组下精神疾病患者住院卫生服务利用的差异

性别	住院次数/次		住院天数/天	
	均值	中位数	均值	中位数
男	1.81	1	72.76	39
女	1.79	1	65.54	35
Mann-Whitney U 检验	$Z=-1.673$	$P=0.094$	$Z=-7.311$	$P=0.001$

第二,年龄分组下精神疾病患者住院卫生服务利用的差异。

从表19中,我们可以明显地发现,随着年龄段的增长,患者的住院次数和住院天数都有明显的增长趋势:18—39岁的患者住院次数均值为1.49次,住院天数为54.62天;40—54岁的患者住院次数均值为1.80次,住院天数为66.40天;55岁及以上患者人群的住院次数和住院天数(住院次数均值为2.42次,住院天数为101.16天)都要明显高于其他年龄段的人群。通过 Kruskal Wallis 检验可知,不同年龄段患者的住院次数差异有统计学意义($X^2=247.626,P<0.001$),不同年龄段患者的住院天数差异也有统计学意义($X^2=96.963,P<0.001$)。

表 19 年龄分组下精神疾病患者住院卫生服务利用的差异

年龄/岁	住院次数/次		住院天数/天	
	均值	中位数	均值	中位数
18—39	1.49	1	54.62	41
40—54	1.80	1	66.40	36
≥55	2.42	1	101.16	32
Kruskal Wallis 检验	$X^2=247.626$	$P<0.001$	$X^2=96.963$	$P<0.001$

第三,婚姻状况分组下精神疾病患者住院卫生服务利用的差异。

从表20中可以看出,单身精神疾病患者的平均住院次数(1.73次)低于非单身精神疾病患者的住院次数(1.80次),但是其平均住院天数(79.11天)明显高于非单身精神疾病患者的住院天数(56.11天)。通过 Mann-Whitney U 检验可知,不同婚姻状况的精神疾病患者的住院次数差异有统计学意义($Z=-2.916, P=0.004$),不同婚姻状况的精神疾病患者的住院天数差异也有统计学意义($Z=-32.509, P<0.001$)。

表20　婚姻状况分组下精神疾病患者住院卫生服务利用的差异

婚姻状况	住院次数/次		住院天数/天	
	均值	中位数	均值	中位数
单身	1.73	1	79.11	49
非单身	1.80	1	56.11	31
Mann-Whitney U 检验	$Z=-2.916$	$P=0.004$	$Z=-32.509$	$P<0.001$

第四,居住地区分组下精神疾病患者住院卫生服务利用的差异。

由表21我们可以发现,在住院的精神疾病患者中,城市患者的平均住院次数(2.19次)和平均住院天数(97.99天)要明显高于农村患者的平均住院次数(1.50次)和平均住院天数(45.32天),其中城市患者的平均住院次数为农村患者的1.46倍,平均住院天数则为农村患者的2倍以上。经 Mann-Whitney U 检验可知,城乡患者的住院次数差异有统计学意义($Z=-16.960, P<0.001$),城乡患者的住院天数差异也有统计学意义($Z=-25.851, P<0.001$)。

表21　居住地区分组下精神疾病患者住院卫生服务利用的差异

居住地区	住院次数/次		住院天数/天	
	均值	中位数	均值	中位数
城市	2.19	1	97.99	45
农村	1.50	1	45.32	33
Mann-Whitney U 检验	$Z=-16.960$	$P<0.001$	$Z=-25.851$	$P<0.001$

第五,职业分组下精神疾病患者住院卫生服务利用的差异。

从表 22 中我们可以明显地发现,职工和离退休精神疾病患者的平均住院次数和平均住院天数较高,平均住院次数分别为 2.68 次和 2.69 次,住院天数分别为 131.28 天和 103.63 天。农民的平均住院次数和平均住院天数相对较低,分别为 1.55 次和 42.65 天。通过 Kruskal Wallis 检验可知,不同职业的精神疾病患者的住院次数差异有统计学意义($X^2 = 572.138, P < 0.001$),住院天数差异也有统计学意义($X^2 = 955.637, P < 0.001$)。

表 22　职业分组下精神疾病患者住院卫生服务利用的差异

职业	住院次数/次		住院天数/天	
	均值	中位数	均值	中位数
无职业	1.92	1	55.29	36
农民	1.55	1	42.65	31
职工	2.68	1	131.28	48
离退休人员	2.69	1	103.63	40
学生	1.38	1	63.76	49
其他	1.68	1	74.33	41
Kruskal Wallis 检验	$X^2 = 572.138$	$P < 0.001$	$X^2 = 955.637$	$P < 0.001$

第六,入院诊断分组下精神疾病患者住院卫生服务利用的差异。

从表 23 中我们可以明显地发现,精神分裂症、分裂型障碍和妄想性障碍患者的平均住院次数和平均住院天数较高,分别为 2 次和 106.94 天。其他类型的精神疾病患者的平均住院次数和住院天数较低,且差异相对较小。通过 Kruskal Wallis 检验可知,不同类型的精神疾病患者的住院次数差异有统计学意义($X^2 = 153.842, P < 0.001$),住院天数差异也具有统计学意义($X^2 = 1541.727, P < 0.001$)。

表 23　入院诊断分组下精神疾病患者住院卫生服务利用的差异

入院诊断	住院次数/次		住院天数/天	
	均值	中位数	均值	中位数
器质性(包括症状性)精神障碍	1.58	1	49.42	21

续　表

入院诊断	住院次数/次		住院天数/天	
	均值	中位数	均值	中位数
使用精神活性物质引起的精神和行为异常	1.75	1	52.05	27
精神分裂症、分裂型障碍和妄想性障碍	2.00	1	106.94	54
心境(情感)障碍	1.65	1	58.59	38
神经性、应激相关的及躯体形式的障碍	1.42	1	45.97	27
与心理因素相关的生理障碍伴有生理紊乱和躯体因素有关的行为综合征	1.21	1	54	42
成人人格和行为障碍	1.73	1	65.97	43
精神发育迟滞	1.71	1	57.38	28
通常起病于童年与青少年时期的行为和情绪障碍	1.13	1	32.69	30.5
Kruskal Wallis 检验	$X^2=153.842$	$P<0.001$	$X^2=1541.727$	$P<0.001$

第七,入院情况分组下精神疾病患者住院卫生服务利用的差异。

从表 24 中我们可以看出,病情一般的精神疾病患者的平均住院次数和平均住院天数较高,分别为 1.45 次和 61.64 天,其他依次为病情急的患者和危重患者(1.38 次、41.23 天和 1.19 次、31.81 天)。通过 Kruskal Wallis 检验可知,不同入院情况的精神疾病患者的住院次数差异无统计学意义($X^2=5.519,P=0.063$),但住院天数差异有统计学意义($X^2=89.517,P<0.001$)。

表 24　入院情况分组下精神疾病患者住院卫生服务利用的差异

入院情况	住院次数/次		住院天数/天	
	均值	中位数	均值	中位数
一般	1.45	1	61.64	40
急	1.38	1	41.23	21
危重	1.19	1	31.81	15
Kruskal Wallis 检验	$X^2=5.519$	$P=0.063$	$X^2=89.517$	$P<0.001$

第八,出院时间分组下精神疾病患者住院卫生服务利用的差异。

由表 25 可以看出,2005—2013 年,无论是精神疾病患者的平均住院次数还是平均住院天数都在不断增加。2013 年与 2005 年相比,患者的平均住院次数均值增加了 1.2 倍(2013 年为 2.35 次,2005 年为 1.06 次),平均住院天数增加了 1.2 倍(2013 年为 91.62 天,2005 年为 41.06 天)。通过 Kruskal Wallis 检验可知,2005—2013 年,患者住院次数差异有统计学意义($X^2 =$ 1414.639,$P<0.001$),住院天数差异也具有统计学意义($X^2 = 280.925,P<$ 0.001)。

表 25　出院时间分组下精神疾病患者住院卫生服务利用的差异

出院时间(年份)	住院次数/次		住院天数/天	
	均值	中位数	均值	中位数
2005	1.06	1	41.06	32
2006	1.16	1	50.99	34
2007	1.24	1	59.40	38
2008	1.30	1	57.22	39
2009	1.32	1	61.94	39
2010	1.74	1	71.91	48
2011	1.82	1	73.83	46
2012	1.87	1	56.71	34
2013	2.35	1	91.62	35
Kruskal Wallis 检验	$X^2 = 1414.639$	$P<0.001$	$X^2 = 280.925$	$P<0.001$

第九,收入水平分组下精神疾病患者住院卫生服务利用的差异。

由表 26 可知,高收入患者的平均住院次数均值最高,为 2.25 次;低收入患者最低,为 1.22 次;中等收入患者的平均住院次数为 1.30 次。高收入患者的平均住院天数也最高,为 99.70 天,低收入和中等收入患者的平均住院天数分别为 50.51 天和 58.63 天。通过 Kruskal Wallis 检验可知,不同收入水平下,精神疾病患者的住院次数差异具有统计学意义($X^2 = 707.160,P<$ 0.001),住院天数差异也具有统计学意义($X^2 = 12.563,P=0.002$)。

表 26　收入水平分组下精神疾病患者住院卫生服务利用的差异

收入水平	住院次数/次		住院天数/天	
	均值	中位数	均值	中位数
低收入	1.22	1	50.51	37
中等收入	1.30	1	58.63	42
高收入	2.25	1	99.70	42
Kruskal Wallis 检验	$X^2=707.160$	$P<0.001$	$X^2=12.563$	$P=0.002$

9　精神疾病经济负担的研究

在精神卫生服务利用情况的基础上,本部分从家庭和社会两个层面测算山东省 2005—2013 年整个精神疾病的经济负担及其变化趋势,主要包括直接经济负担和间接经济负担。同时,分析不同特征下精神疾病患者经济负担的差异。由于社会经济负担的测算中存在很多不确定因素,为了减轻不确定因素对研究结果的影响,本文对相关的不确定因素进行了敏感性分析。最后探讨精神疾病住院医疗经济负担的影响因素。

9.1　2005—2013 年不同特征下精神疾病患者的家庭经济负担及其趋势

9.1.1　直接经济负担

(1)2005—2013 年性别分组下的直接经济负担。从表 27 可知,2005—2013 年,男性精神疾病患者的门诊医疗费用均值呈现波动趋势,最低值为 2009 年的 83.15 元,最高值为 2010 年的 1125.02 元;住院费用均值则从 2005—2011 年呈现不断上升的趋势,由 2005 年的人均 5672.65 元上升至 2011 年的人均 12820.28 元;之后 2012 年和 2013 年的平均住院费用又呈现波动状态,分别为人均 10661.44 元和 12356.38 元;直接医疗经济负担均值随年度的变化趋势与住院费用均值的变化趋势相同,先由 2005 年的人均 5851.08 元不断上升至 2010 年的人均 13751.00 元,之后 2011—2013 年又呈现波动态势(2011 年人均 12909.28 元,2012 年人均 11725.68 元,2013 年人均 12660.22 元)。2005—2013 年,女性精神疾病患者的门诊医疗费用均值也同样呈现波动趋势,最低值为 2009 年的 28.33 元,最高值为 2011 年的 342.47 元;住院费用均值则从 2005—2009 年呈现不断上升的趋势,由 2005 年的人均 4839.63 元上升至 2009 年的人均 12012.85 元,2010—2013 年又呈现波动状态,分别为人均 11315.24 元、12380.49 元、9698.71 元和 10236.63 元。直接医疗经济负担均值随年度的变化趋势与住院费用均值的变化趋势相同,先由 2005 年的人均 4974.98 元不断上升至 2009 年的人均 12041.18 元,之后 2010—2013 年又呈现波动态势(2010 年人均 11514.87 元,2011 年人均 12722.96 元,2012 年人均 10006.05 元,2013 年人均 10497.88 元)。

表 27 2005—2013 年性别分组下的直接医疗经济负担

性别	出院时间/年份	门诊费用/元	住院费用/元	直接医疗经济负担/元
男	2005	178.43±210.00	5672.65±4275.14	5851.08
	2006	196.20±400.47	6978.41±5996.70	7174.61
	2007	112.05±114.77	8696.17±9178.39	8808.22
	2008	192.59±294.86	9681.76±9650.59	9874.35
	2009	83.15±148.93	11820.20±12352.96	11903.35
	2010	1125.02±2566.47	12625.98±16508.44	13751.00
	2011	89.00±218.31	12820.28±13725.79	12909.28
	2012	1064.24±3703.60	10661.44±15018.02	11725.68
	2013	303.84±402.17	12356.38±26643.76	12660.22
女	2005	135.35±79.73	4839.63±3295.28	4974.98
	2006	112.08±108.00	5852.21±4950.93	5964.29
	2007	165.21±163.21	7727.97±8889.65	7893.18
	2008	179.62±200.79	9453.62±10518.28	9633.24
	2009	28.33±48.37	12012.85±17633.50	12041.18
	2010	199.63±399.85	11315.24±15118.77	11514.87
	2011	342.47±594.04	12380.49±15638.21	12722.96
	2012	307.34±425.92	9698.71±13868.76	10006.05
	2013	261.25±344.69	10236.63±25191.78	10497.88

注:门诊费用和住院费用为均值±标准差,直接医疗经济负担为均值,以下同。

(2)2005—2013 年年龄分组下的直接经济负担。从表 28 我们可以看出,2005—2013 年,18—39 岁的精神疾病患者的个人门诊费用均值呈现波动变化趋势,最低均值为 2009 年的 56.96 元,最高均值为 2012 年的 319.33 元;住院费用均值则从 2005—2011 年呈现明显的增长趋势,由 2005 年的人均 5441.00 元上升至 2011 年的人均 13853.52 元,2011 年之后呈现下降趋势,2013 年人均住院费用为 9028.98 元;直接医疗经济负担均值的变化趋势与住院费用相同,先由 2005 年的人均 5600.30 元上升至 2011 年的人均 14033.60 元,2011 年之后呈现下降趋势,2013 年人均直接医疗经济负担下降为 9129.37 元。2005—2013 年间,40—54 岁的精神疾病患者的个人门诊费用均值也呈现波动变化,最低均值为 2009 年的 13.54 元,最高均值为 2012 年的1198.34 元;住院费用均值则基本呈现上升趋势,由 2005 年的人均 5362.94 元上升至 2013 年的人均 10529.34 元;直接医疗经济负担均值则先升后降,先由 2005 年的人均 5518.29 元上升至 2011 年的人均 12051.59 元,之后降至 2013 年的人均 11053.42 元。2005—2013 年间,55 岁及以上的精神疾病患者的个人门诊费用均值呈现波动变化,最低均值为 2012 年的 102.82 元,最高均值为 2010 年的 1589.51 元;住院费用均值则呈现波动上升趋势,由 2005 年的人均 4760.45 元上升至 2013 年的人均 15442.95 元;直接医疗经济负担均值随年份的变化也同样呈现波动上升趋势,由 2005 年的人均 4978.50 元上升至 2013 年的人均 15866.29 元。

(3)2005—2013 年居住地区分组下的直接经济负担。由表 29 可以看出,2005—2013 年,城市精神疾病患者的个人门诊费用均值呈现波动变化,最低均值为 2009 年的 30.52 元,最高均值为 2012 年的 1125.60 元;城市精神疾病患者的个人住院费用均值则呈现波动上升的趋势,均值由 2005 年的 5496.34 元上升至 2013 年的 15547.29 元;直接医疗费用均值也随年份的变化波动上升,由 2005 年的人均 5624.77 元上升至 2013 年的人均 15756.77 元,增加了 1.8 倍。2005—2013 年,农村精神疾病患者的个人门诊费用均值呈现波动下降趋势,最低均值为 2010 年的 43.75 元,最高均值为 2005 年的 449.18 元;2005—2011 年,农村精神疾病患者的住院费用均值呈现不断上升的趋势,由

2005 年的人均 5013.21 元上升至 2011 年的人均 13839.15 元,而 2011 年以后呈现明显递减趋势,直至 2013 年的人均 8720.39 元;直接医疗费用均值随年份变化的趋势与住院费用相同,先由 2005 年的人均 5462.39 元上升至 2011 年的人均 13989.40 元,而后降至 2013 年的人均 9091.21 元。

表 28　2005—2013 年年龄分组下的直接经济负担

年龄/岁	出院时间/年份	门诊费用/元	住院费用/元	直接医疗经济负担/元
18—39	2005	159.30±200.32	5441.00±3689.65	5600.30
	2006	75.37±104.73	6567.19±4939.31	6642.56
	2007	163.46±144.11	8394.39±6659.80	8557.85
	2008	173.99±206.11	9661.84±7694.95	9835.83
	2009	56.96±90.51	11712.33±8863.88	11769.29
	2010	100.94±229.25	13795.53±12805.31	13896.47
	2011	180.08±276.66	13853.52±11484.61	14033.60
	2012	319.33±478.64	10276.96±11048.97	10596.29
	2013	100.39±180.50	9028.98±9027.04	9129.37
40—54	2005	155.35±194.28	5362.94±4266.74	5518.29
	2006	110.23±48.71	6372.42±5790.76	6482.65
	2007	78.20±125.04	8174.28±10353.63	8252.48
	2008	170.70±297.39	8983.60±9446.76	9154.30
	2009	13.54±23.21	11581.68±13828.57	11595.22
	2010	1110.76±2367.62	10754.56±13820.22	11865.32
	2011	267.50±467.09	11784.09±16410.87	12051.59
	2012	1198.34±3678.59	10217.91±17187.02	11416.25
	2013	524.08±482.15	10529.34±20951.56	11053.42

年龄/岁	出院时间/年份	门诊费用/元	住院费用/元	直接医疗经济负担/元
≥55	2005	218.05±2.10	4760.45±3485.23	4978.50
	2006	315.64±526.44	6126.66±6387.46	6442.30
	2007	153.79±151.70	7877.85±11799.58	8031.64
	2008	204.37±273.85	10221.34±15653.56	10425.71
	2009	111.44±222.56	12923.89±26678.20	13035.33
	2010	1589.51±3281.71	9579.16±22809.38	11168.67
	2011	334.75±868.61	10546.34±18693.55	10881.09
	2012	102.82±94.42	9868.43±15837.34	9971.25
	2013	423.34±362.25	15442.95±42438.93	15866.29

表 29　2005—2013 年居住地区分组下的直接医疗经济负担

居住地区	出院时间/年份	门诊费用/元	住院费用/元	直接医疗经济负担/元
城市	2005	128.43±144.17	5496.34±4245.70	5624.77
	2006	85.66±97.54	7247.74±6444.27	7333.40
	2007	126.32±110.26	9916.80±12039.09	10043.12
	2008	227.73±275.45	10712.93±12511.88	10940.66
	2009	30.52±53.22	14492.16±20897.45	14522.68
	2010	852.67±2124.33	12035.76±18206.04	12888.43
	2011	246.84±512.53	12464.35±15082.31	12711.19
	2012	1125.60±3697.42	12073.04±22138.18	13198.64
	2013	209.48±347.68	15547.29±38771.55	15756.77
农村	2005	449.18±34.00	5013.21±3385.21	5462.39
	2006	273.49±482.67	5696.58±4468.97	5970.07
	2007	161.18±186.98	6966.17±5617.06	7127.35
	2008	125.72±185.37	8599.37±7364.36	8725.09
	2009	143.24±205.45	9889.86±7785.40	10033.10
	2010	43.75±61.31	11973.55±9948.70	12017.30

居住地区	出院时间/年份	门诊费用/元	住院费用/元	直接医疗经济负担/元
	2011	150.25±259.17	13839.15±10666.89	13989.40
农村	2012	203.89±304.87	9493.07±8646.78	9696.96
	2013	370.82±400.29	8720.39±10388.73	9091.21

(4)2005—2013 年入院诊断分组下的直接经济负担。由表 30 可以看出，2005—2013 年，不同类型的精神疾病患者的门诊费用均值呈现波动变化，但其住院费用均值基本呈现上升趋势。精神分裂症、分裂型障碍和妄想性障碍患者的直接医疗经济负担均值相对较高，从 2005 年的 5967.96 元上升到 2013 年的 23084.80 元。其他类型的精神疾病患者的直接医疗经济负担也分别从 2005 年的 3000—7000 元上升到 2013 年的 12000—15000 元。

表 30　2005—2013 年入院诊断分组下的直接医疗经济负担

入院诊断	出院时间/年份	门诊费用/元	住院费用/元	直接医疗经济负担/元
	2005	164.07±172.10	3727.11±2599.13	3891.18
	2006	166.16±322.54	6379.76±8328.83	6545.92
	2007	144.52±142.00	6886.36±4948.76	7030.88
	2008	185.73±241.33	8496.55±10926.50	8682.28
器质性（包括症状性）精神障碍	2009	60.07±124.43	10580.43±12694.53	10640.50
	2010	864.03±2120.22	14416.93±42735.94	15280.96
	2011	244.52±490.91	9046.22±10709.48	9290.74
	2012	689.03±2890.97	9289.29±12200.12	9978.32
	2013	276.68±380.81	12408.96±27527.01	12685.64

入院诊断	出院时间/年份	门诊费用/元	住院费用/元	直接医疗经济负担/元
使用精神活性物质引起的精神和行为异常	2005	164.07±172.10	6789.48±5421.78	6953.55
	2006	166.16±322.54	5921.13±4882.33	6087.29
	2007	144.52±142.00	7262.67±5361.60	7407.19
	2008	185.73±241.33	7265.08±5079.49	7450.81
	2009	60.07±124.43	9276.94±6820.22	9337.01
	2010	864.03±2120.22	10034.66±8264.37	10898.69
	2011	244.52±490.91	10376.44±10022.83	10620.96
	2012	689.03±2890.97	12655.94±16356.01	13344.97
	2013	276.68±380.81	14222.81±17408.27	14499.49
精神分裂症、分裂型障碍和妄想性障碍	2005	164.07±172.10	5803.89±4022.07	5967.96
	2006	166.16±322.54	7159.92±5768.73	7326.08
	2007	144.52±142.00	9382.42±10388.72	9526.94
	2008	185.73±241.33	10836.79±11227.30	11022.52
	2009	60.07±124.43	13603.34±18504.74	13663.41
	2010	864.03±2120.22	12500.79±13683.15	13364.82
	2011	244.52±490.91	13988.64±17643.15	14233.16
	2012	689.03±2890.97	15727.02±20379.43	16416.05
	2013	276.68±380.81	22808.12±48824.65	23084.80
心境（情感）障碍	2005	164.07±172.10	4956.18±3669.56	5120.25
	2006	166.16±322.54	6036.45±4827.62	6202.61
	2007	144.52±142.00	7491.98±9632.90	7636.50
	2008	185.73±241.33	9292.38±9844.19	9478.11
	2009	60.07±124.43	11329.47±12425.76	11389.54
	2010	864.03±2120.22	11628.13±14331.39	12492.16
	2011	244.52±490.91	11322.76±10246.64	11567.28
	2012	689.03±2890.97	11226.52±10040.86	11915.55
	2013	276.68±380.81	14648.97±15507.21	14925.65

续　表

入院诊断	出院时间/年份	门诊费用/元	住院费用/元	直接医疗经济负担/元
神经性、应激相关的及躯体形式的障碍	2005	164.07±172.10	4357.86±3170.57	4521.93
	2006	166.16±322.54	5007.82±4601.39	5173.98
	2007	144.52±142.00	6430.10±5749.50	6574.62
	2008	185.73±241.33	7840.40±7995.56	8026.13
	2009	60.07±124.43	9424.07±10235.98	9484.14
	2010	864.03±2120.22	10607.73±12953.81	11471.76
	2011	244.52±490.91	11526.88±11981.81	11771.40
	2012	689.03±2890.97	9798.60±11514.62	10487.63
	2013	276.68±380.81	12057.57±16075.90	12334.25

9.1.2　间接经济负担

本部分采用人力资本法测算因住院导致的患者个人和照顾者的工资损失,并按照每年 250 个工作日、每天工作 8 小时计算其年均工资。同时考虑了不同社会人口学特征的精神疾病患者的生产力权重。

表 31 中,从性别角度来看,男性精神疾病患者给家庭带来的间接经济负担基本呈现上升的趋势(由 2005 年的 2738.90 元升至 2013 年的 11588.82 元),其中 2012 年为 6487.79 元。女性精神疾病患者给家庭带来的间接经济负担的变化趋势与男性相同(由 2005 年的 2311.07 元升至 2013 年的 9463.89 元),在 2012 年有所下降,为 5801.00 元。

从年龄结构来看,18—39 岁的精神疾病患者给家庭带来的间接经济负担从 2005—2011 年是不断增长的,由 2005 年的 2982.96 元增长至 2011 年的 7373.48 元,2012 年和 2013 年则有所降低,分别为 6357.40 元和 6438.87 元。40—54 岁的精神疾病患者给家庭带来的间接经济负担从 2005 年的 3197.20 元上升至 2013 年的 9877.01 元,其中 2012 年为 7091.39 元。55 岁及以上的精神疾病患者给家庭带来的间接经济负担也是不断增加的,由 2005 年的 1077.39 元上升至 2013 年的 10773.99 元。

表31 2005—2013年不同特征分组下的间接经济负担

单位:元

条目		2005年	2006年	2007年	2008年	2009年	2010年	2011年	2012年	2013年
性别	男	2738.90	3954.56	4600.38	4585.04	5468.93	6643.88	7602.28	6487.79	11588.82
	女	2311.07	3187.58	4371.7	4356.57	5066.71	6682.19	6937.57	5801.00	9463.89
年龄	18—39岁	2982.96	4165.00	4766.43	5001.58	5270.54	7035.39	7373.48	6357.40	6438.87
	40—54岁	3197.20	4057.12	5689.54	4998.89	7104.86	8011.23	9567.38	7091.39	9877.01
	≥55岁	1077.39	1823.47	2434.38	2613.77	3146.21	3940.98	4195.59	3795.61	10773.99
居住地区	农村	2331.32	2913.33	3522.17	4035.33	4085.68	5155.9	6009.01	4746.72	5083.78
	城镇	2701.02	4296.06	5754.46	4962.53	6743.03	7377.06	7334.25	9304.41	20160.69
入院诊断	器质性(包括症状性)精神障碍	1944.20	2215.84	2392.18	2474.28	2692.97	2932.29	3117.75	3422.56	3622.43
	使用精神活性物质引起的精神和行为异常	2499.69	2848.94	3075.66	3181.22	3462.40	3770.08	4008.54	4400.43	4657.41
	精神分裂症、分裂型障碍和妄想性障碍	4999.38	5697.89	6151.33	6362.43	6924.79	7540.17	8017.08	8800.86	9314.83
	心境(情感)障碍	3518.08	4009.62	4328.71	4477.27	4873.00	5306.04	5641.65	6193.20	6554.88
	神经性、应激相关的及躯体形式的障碍	2499.69	2848.94	3075.66	3181.22	3462.4	3770.08	4008.54	4400.43	4657.41

2005—2013 年间,农村精神疾病患者给家庭带来的间接经济负担基本呈现上升的趋势(由 2005 年的 2331.32 元上升至 2013 年的 5083.78 元),2012 年有所下降(4746.72 元)。城市精神疾病患者给家庭带来的间接经济负担由 2005 年的 2701.02 元上升至 2013 年的 20160.69 元,增长趋势明显。

从精神疾病的类型来看,2005—2013 年间,患病者家庭承受的间接经济负担不断增加,其中精神分裂症、分裂型障碍和妄想性障碍类型的患者家庭承担的间接经济负担最高,从 2005 年的 4999.38 元上升到 2013 年的9314.83 元。其他类型的精神疾病患者家庭承担的间接经济负担从 2005 年的 1900—4000 元上升到 2013 年的 3000—7000 元。

9.1.3　精神疾病给家庭带来的经济负担

(1)精神疾病给家庭带来的经济负担总体情况。由图 6 可以看出,2005—2013 年,精神疾病给患者家庭带来的经济负担呈现上升的趋势。从 2005 年的 7938.02 元上升到 2013 年的 22105.41 元,尽管 2012 年有所波动,下降到 17010.26 元。

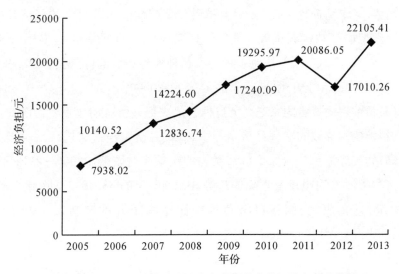

图 6　2005—2013 年精神疾病给患者家庭带来的经济负担总体情况

(2)不同特征的精神疾病给患者家庭带来的经济负担及其趋势(见图 7)。

2005—2013 年,男性和女性精神疾病患者的家庭经济负担都呈现上升的趋势(尽管 2012 年经济负担都略有下降)。男性精神疾病患者的家庭经济负担从 2005 年的 8589.98 元上升到 2013 年的 24249.04 元,女性精神疾病患者的家庭经济负担从 2005 年的 7286.05 元上升到 2013 年的 19961.77 元。男性精神疾病患者造成的经济负担明显高于女性精神疾病患者。

2005—2013 年,不同年龄段的精神疾病患者的家庭经济负担都呈现上升的趋势,尽管在 2012 年都有所下降。18—39 岁的精神疾病患者和 40—54 岁的精神疾病患者的经济负担差异较小,且在 2005—2012 年间均高于 55 岁及以上的精神疾病患者的经济负担。2013 年不同年龄段的精神疾病患者的经济负担均在 15000 元以上。

2005—2013 年,农村和城市精神疾病患者的家庭经济负担基本呈现上升的趋势,农村精神疾病患者的家庭经济负担从 2005 年的 7793.71 元上升到 2013 年的 14174.99 元,城市精神疾病患者的家庭经济负担从 2005 年的 8325.79 元上升到 2013 年的 35917.46 元。除 2005 年和 2011 年外,城市精神疾病患者造成的经济负担明显高于农村精神疾病患者。

2005—2013 年,不同类型的精神疾病患者的家庭经济负担都呈现波动上升的趋势,其中精神分裂症、分裂型障碍和妄想性障碍的患者的经济负担高于其他类型的精神疾病患者。其经济负担从 2005 年的 10967.34 元上升到 2013 年的 32399.63 元。其他 4 种类型精神疾病患者的经济负担从 2005 年的 5000—10000 元上升到 2013 年的 15000—20000 元。

(3)精神疾病患者的家庭经济负担各组成部分所占的比重。由图 8 可以看出,精神疾病导致的家庭经济负担中,直接经济负担占家庭经济负担的比重较高,间接经济负担占家庭经济负担的比重相对较低。2005—2013 年,直接经济负担所占的比重有下降的趋势,由 2005 年的 68.19% 下降到 2013 年的 52.38%;相应地,间接经济负担的比重有上升的趋势,从 2005 年的 31.81% 上升到 2013 年的 47.62%。

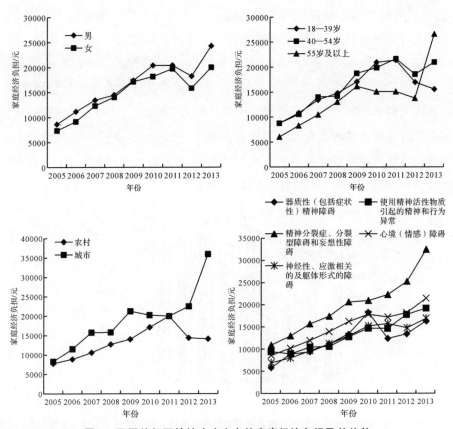

图7 不同特征下精神疾病患者的家庭经济负担及其趋势

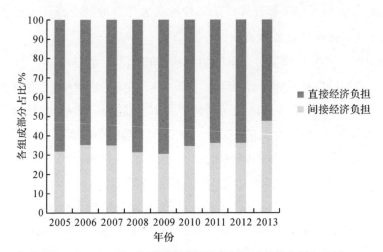

图8 2005—2013 年精神疾病经济负担各组成部分所占比重

(4)农村和城市精神疾病患者直接经济负担占人均可支配收入的比重。由图9可以看出,城市精神疾病患者的直接经济负担比农村精神疾病患者的直接经济负担高,尽管2011年农村精神疾病患者的直接经济负担略超过城市精神疾病患者的直接经济负担。但是精神疾病给农村患者带来的经济压力远远大于精神疾病给城市患者带来的经济压力,城市精神疾病患者的直接经济负担占城市人均可支配收入的比例在50%—80%,而2005—2011年,农村精神疾病患者的直接经济负担占农村人均可支配收入的比例在130%以上,2012年和2013年这一比例有所下降,但仍在80%以上。

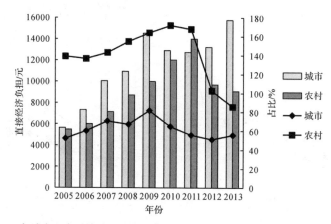

图9 2005—2013年城市和农村精神疾病患者的直接经济负担及其均值所占人均可支配收入的比重

9.2 2005—2013年不同特征下精神疾病患者的社会经济负担及其趋势

9.2.1 社会直接经济负担

(1)2005—2013年性别分组下的直接经济负担。由表32可知,2005—2013年,在男性精神疾病患者患病率(20.08%)不变的情况下,社会直接医疗经济负担由2005年的18.01亿元增长至2013年的40.62亿元,社会总医疗保险费用也从2010年的5.01亿元增长至2013年的18.32亿元。在女性精神疾病患者患病率(14.84%)不变的情况下:社会直接医疗经济负担由2005年的16.07亿元增长至2009年的40.05亿元,2010年有所下降,2011年上升至42.89亿元,2013年又回落至35.28亿元;社会总医疗保险费用从2010年的7.80亿元波动增长至2013年的17.67亿元,其中2012年为6.06亿元。

(2)2005—2013年年龄分组下的直接经济负担(见表33)。2005—2013

年,在 18—39 岁精神疾病患者患病率(12.51%)不变的情况下,社会直接医疗经济负担出现了先增后减的趋势,由 2005 年的 18.68 亿元增长至 2011 年的 48.90 亿元,后下降至 2013 年的 31.97 亿元;社会总医疗保险费用自 2010 年的 3.08 亿元增长至 2012 年的 13.45 亿元,2013 年下降至 8.66 亿元。在 40—54 岁精神疾病患者患病率(23.23%)不变的情况下,社会直接医疗经济负担也出现了先增后减的趋势,由 2005 年的 9.49 亿元增长至 2011 年的 21.65 亿元,后不断下降至 2013 年的 19.96 亿元;社会总医疗保险费用由 2010 年的 4.27 亿元增长至 2013 年的 8.32 亿元,2012 年为 3.26 亿元。在 55 岁及以上精神疾病患者患病率(24.04%)不变的情况下,社会直接医疗经济负担由 2005 年的 6.24 亿元增长至 2009 年的 16.76 亿元,之后下降至 2012 年的 13.06 亿元,2013 年出现了明显的增长,达到 20.87 亿元;社会总医疗保险费用由 2010 年的 4.79 亿元增长至 2013 年的 14.46 亿元。

(3)2005—2013 年居住地区分组下的直接经济负担(表 34)。2005—2013 年,在农村精神疾病患者患病率(17.71%)不变的情况下,社会直接医疗经济负担由 2005 年的 22.53 亿元增长至 2011 年的 53.84 亿元,2012 年有了明显下降,至 2013 年降为 33.81 亿元;2010 年社会总医疗保险费用为 0.06 亿元,2011 年至 2012 年均在 1 亿元左右,2013 年增长为 8.74 亿元。在城市精神疾病患者患病率(16.90%)不变的情况下,社会直接医疗经济负担也出现波动增长,由 2005 年的 11.96 亿元增长至 2013 年的 43.88 亿元;社会总医疗保险费用也基本呈现增长态势,由 2010 年的 7.58 亿元增长至 2013 年的 33.54 亿元。

(4)2005—2013 年入院诊断分组下的直接经济负担(表 35)。不同类型的精神疾病患者造成的社会直接经济负担和社会总医疗保险费用均呈现上升趋势,但心境(情感)障碍患者的社会直接医疗经济负担和社会总医疗保险费用相对较高,社会直接医疗经济负担从 2005 年的 19.29 亿元上升到 2013 年的 59.04 亿元,社会总医疗保险费用从 2010 年的 6.40 亿元上升到 2013 年的 6.48 亿元。

表 32 2005—2013 年性别分组下的直接经济负担

单元:亿元

性别	条目	2005年	2006年	2007年	2008年	2009年	2010年	2011年	2012年	2013年
男	社会直接医疗经济负担	18.01	22.40	27.78	31.07	37.66	43.93	41.50	37.53	40.62
	社会总医疗保险费用						5.01	8.37	11.35	18.32
女	社会直接医疗经济负担	16.07	19.58	26.17	31.90	40.05	38.62	42.89	33.52	35.28
	社会总医疗保险费用						7.80	8.16	6.06	17.67

表 33 2005—2013 年年龄分组下的社会直接经济负担

单位:亿元

年龄	条目	2005年	2006年	2007年	2008年	2009年	2010年	2011年	2012年	2013年
18—39	社会直接医疗经济负担	18.68	22.47	29.22	33.53	40.30	48.13	48.90	36.95	31.97
	社会总医疗保险费用						3.08	3.91	13.45	8.66
40—54	社会直接医疗经济负担	9.49	11.30	14.53	16.09	20.47	21.19	21.65	20.52	19.96
	社会总医疗保险费用						4.27	6.84	3.26	8.32
≥55	社会直接医疗经济负担	6.24	8.18	10.30	13.35	16.76	14.53	14.24	13.06	20.87
	社会总医疗保险费用						4.79	5.58	5.00	14.46

表 34　2005—2013 年居住地区分组下的社会直接经济负担

单位：亿元

居住地区	条目	2005 年	2006 年	2007 年	2008 年	2009 年	2010 年	2011 年	2012 年	2013 年
农村	社会直接医疗经济负担	22.53	24.76	28.94	34.89	40.37	46.68	53.84	36.59	33.81
	社会总医疗保险费用						0.06	1.17	1.00	8.74
城镇	社会直接医疗经济负担	11.96	16.12	23.57	26.21	34.92	33.53	33.98	35.81	43.88
	社会总医疗保险费用						7.58	7.38	14.47	33.54

表 35　2005—2013 年入院诊断分组下的直接经济负担

单位：亿元

入院诊断	条目	2005 年	2006 年	2007 年	2008 年	2009 年	2010 年	2011 年	2012 年	2013 年
器质性（包括症状性）精神障碍	社会直接医疗经济负担	0.79	1.36	1.47	1.81	2.23	3.24	1.98	2.13	2.72
	社会总医疗保险费用						2.67	2.69	2.69	2.70
使用精神活性物质引起的精神和行为异常	社会直接医疗经济负担	3.63	3.23	3.96	3.98	5.01	5.91	5.80	7.29	7.95
	社会总医疗保险费用						1.09	1.10	1.10	1.10

续　表

入院诊断	条目	2005年	2006年	2007年	2008年	2009年	2010年	2011年	2012年	2013年
精神分裂症、分裂型障碍和妄想性障碍	社会直接医疗经济负担	3.04	3.78	4.97	5.74	7.14	7.07	7.57	8.74	12.35
	社会总医疗保险费用						1.69	1.70	1.71	1.71
心境（情感）障碍	社会直接医疗经济负担	19.29	23.69	29.45	36.49	44.05	48.87	45.52	46.93	59.04
	社会总医疗保险费用						6.40	6.44	6.45	6.48
神经性、应激相关的及躯体形式的障碍	社会直接医疗经济负担	11.48	13.32	17.09	20.83	24.72	30.25	31.22	27.84	32.89
	社会总医疗保险费用						2.27	2.29	2.29	2.30

9.2.2 社会间接经济负担

由表 36 可以看出,2005—2013 年,男性精神疾病患者的社会间接经济负担呈现不断上升的趋势,由 2005 年的 30.21 亿元增长至 2013 年的 91.48 亿元;女性精神疾病患者的社会间接经济负担也呈现不断上升的趋势,由 2005 年的 33.59 亿元增长至 2013 年的 100.85 亿元。

2005—2013 年,18—39 岁的精神疾病患者的社会间接经济负担呈现不断上升的趋势,由 2005 年的 37.23 亿元增长至 2013 年的 114.39 亿元;40—54 岁的精神疾病患者的社会间接经济负担也呈现不断上升的趋势,由 2005 年的 28.05 亿元增长至 2013 年的 86.09 亿元;55 岁及以上的患者的社会间接经济负担变化趋势与其他年龄段相同,由 2005 年的 4.34 亿元增长至 2013 年的 13.23 亿元。

2005—2013 年,农村精神疾病患者的社会间接经济负担呈现出持续上升的趋势,由 2005 年的 56.39 亿元增长至 2013 年的 149.61 亿元;城市精神疾病患者的社会间接经济负担也呈现不断增长的趋势,由 2005 年的16.36亿元上升至 2013 年的 63.01 亿元。

2005—2013 年,不同类型的精神疾病患者造成的社会间接经济负担均呈现上升的趋势,但心境(情感)障碍、使用精神活性物质引起的精神和行为异常和神经性、应激相关的及躯体形式的障碍患者的间接经济负担相对较高,而器质性(包括症状性)精神障碍和精神分裂症、分裂型障碍和妄想性障碍造成的社会间接经济负担相对较低。

表36 2005—2013年不同特征分组下的社会间接经济负担

单位：亿元

	条目	2005年	2006年	2007年	2008年	2009年	2010年	2011年	2012年	2013年
性别	男 DALYs/千人	42.80	42.60	42.50	42.00	41.80	43.10	42.80	42.40	42.10
	男 间接经济负担	30.21	35.47	43.69	50.64	54.73	66.78	78.27	84.34	91.48
	女 DALYs/千人	69.80	69.60	69.30	68.60	68.30	70.00	69.40	68.80	68.20
	女 间接经济负担	33.59	39.58	48.66	56.55	61.09	73.99	86.46	93.08	100.85
年龄	18—39岁 DALYs/千人	72.40	72.30	72.30	72.00	72.00	71.80	71.70	71.70	71.70
	18—39岁 间接经济负担	37.23	43.85	54.12	63.25	68.63	81.13	95.58	104.52	114.39
	40—54岁 DALYs/千人	55.60	55.50	55.40	55.30	55.40	55.00	55.00	55.00	55.00
	40—54岁 间接经济负担	28.05	33.03	40.69	47.66	51.81	60.97	71.94	78.66	86.09
	≥55岁 DALYs/千人	28.80	28.50	28.70	28.60	28.60	28.50	28.30	28.30	28.30
	≥55岁 间接经济负担	4.34	5.07	6.29	7.36	7.99	9.44	11.05	12.09	13.23
居住地区	农村 DALYs/千人	70.70	70.50	70.40	70.50	70.40	70.50	70.40	70.40	70.40
	农村 间接经济负担	56.39	65.78	78.62	91.14	98.90	112.06	130.03	139.30	149.61
	城镇 DALYs/千人	42.90	42.90	43.10	42.70	42.90	42.70	42.70	42.70	42.70
	城镇 间接经济负担	16.36	19.67	25.79	30.66	33.39	42.15	50.79	56.33	63.01

续 表

条目		2005年	2006年	2007年	2008年	2009年	2010年	2011年	2012年	2013年
入院诊断	器质性（包括症状性）精神障碍	间接经济负担	0.7	0.83	1.02	1.18	1.27	1.55	1.82	1.97	2.14
	使用精神活性物质引起的精神和行为异常	间接经济负担	17.38	20.43	25.13	29.17	31.51	38.37	44.91	48.67	52.83
	精神分裂症、分裂型障碍和妄想性障碍	间接经济负担	2.81	3.3	4.06	4.71	5.09	6.2	7.26	7.86	8.54
	心境（情感）障碍	间接经济负担	18.12	21.3	26.19	30.41	32.85	40	46.81	50.74	55.08
	神经性、应激相关的及躯体形式的障碍	间接经济负担	16.62	19.53	24.02	27.89	30.12	36.68	42.93	46.53	50.51

注：由于无法获得各类型精神疾病的详细信息，本部分测算不同类型精神疾病的间接经济负担时采用 DALYs 的平均值进行估算。

9.2.3 精神疾病给社会带来的经济负担

(1)不同特征的精神疾病患者给社会带来的总经济负担及其趋势。

由图 10 可以看出,2005—2013 年,男性和女性精神疾病患者的社会经济负担基本都呈现上升的趋势(2012 年有所下降),男性精神疾病患者的社会经济负担从 2005 年的 48.22 亿元上升到 2013 年的 150.42 亿元,女性精神疾病患者的社会经济负担从 2005 年的 49.66 亿元上升到 2013 年的 153.80 亿元。女性精神疾病患者的社会经济负担较男性精神疾病患者的社会经济负担稍高,但差异不大。

2005—2013 年,不同年龄组的精神疾病患者的社会经济负担都呈现上升的趋势,18—39 岁的精神疾病患者的社会经济负担从 2005 年的 55.91 亿元上升到 2013 年的 155.02 亿元,40—54 岁的精神疾病患者的社会经济负担从 2005 年的 37.54 亿元上升到 2013 年的 114.37 亿元,55 岁及以上的精神疾病患者的社会经济负担从 2005 年的 10.58 亿元上升到 2013 年的 48.56 亿元。18—39 岁的精神疾病患者造成的社会经济负担最高,其他依次为 40—54 岁的精神疾病患者和 55 岁及以上的精神疾病患者。

2005—2013 年,城市和农村精神疾病患者的社会经济负担都呈现上升的趋势,农村精神疾病患者的社会经济负担从 2005 年的 78.92 亿元上升到 2013 年的 192.16 亿元,城市精神疾病患者的社会经济负担从 2005 年的 28.32 亿元上升到 2013 年的 140.43 亿元。农村精神疾病患者的社会经济负担明显高于城市精神疾病患者的社会经济负担。

2005—2013 年,不同类型的精神疾病患者的社会经济负担都呈现上升的趋势,心境(情感)障碍造成的社会经济负担最高,2005 年为 37.41 亿元,2013 年上升到 120.60 亿元。其他依次为神经性、应激相关的及躯体形式的障碍,使用精神活性物质引起的精神和行为异常,精神分裂症、分裂型障碍和妄想性障碍,社会经济负担最低的为器质性(包括症状性)精神障碍。

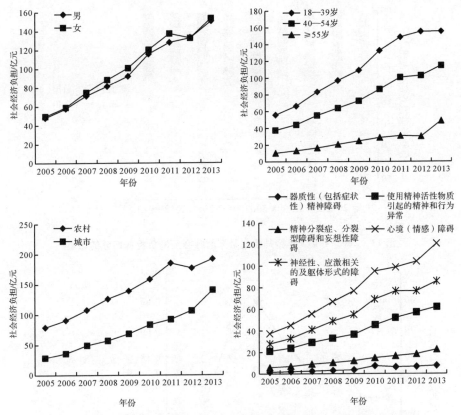

图 10　2005—2013 年不同特征下精神疾病患者的社会经济负担及其趋势

（2）精神疾病患者的社会经济负担各组成部分所占的比重。由图 11 可以看出，2005—2013 在精神疾病带来的社会经济负担中，间接经济负担所占比重较大，均在 60％以上，而直接经济负担所占比重相对较小，均在 40％以下。

（3）精神疾病的社会经济负担及占地区生产总值的比重。由图 12 可知，2005—2013 年，精神疾病造成的社会经济负担基本呈现上升的趋势（尽管 2012 年有所下降），从 2005 年的 100.76 亿元上升到 2013 年的 312.77 亿元，年均增长 26.50 亿元。2005—2013 年，精神疾病的社会经济负担占山东省地区生产总值的比重在 0.5％—0.7％之间波动。

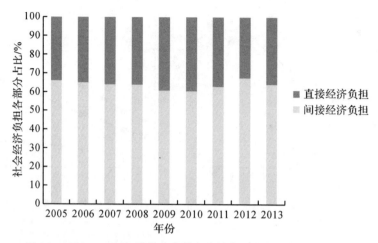

图 11　2005—2013 年精神疾病带来的社会经济负担各部分的比重

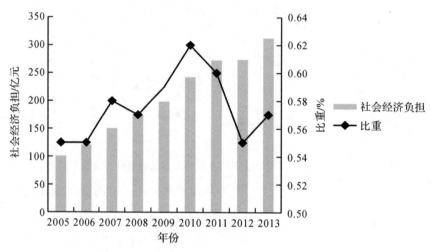

图 12　2005—2013 年精神疾病的社会经济负担及其占山东省地区生产总值的比重

9.3 精神疾病经济负担的敏感性分析

由图13敏感性分析的结果可以看出,当精神疾病的患病率由基线测算中的17.5%下降到11.9%时带来的社会经济负担变化最大,2013年社会经济负担从患病率为17.5%时的312.77亿元下降到11.9%时的212.68亿元;其次为就诊率从基线测算中的4.9%变为2.10%时,2013年的社会经济负担下降到248.17亿元;医疗费用的上下浮动10%对精神疾病造成的社会经济负担的影响相对较小。

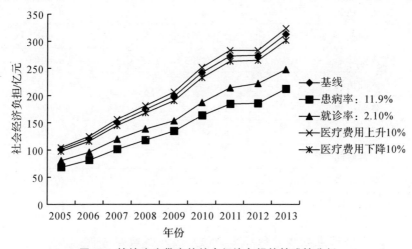

图13 精神疾病带来的社会经济负担的敏感性分析

9.4 精神疾病患者住院直接医疗经济负担的影响因素分析

由上述研究结果可知,精神疾病患者的直接经济负担中,住院费用所占的比重相当大,门诊费用所占比例较小,因此本部分主要从较高的住院费用出发,研究精神疾病患者经济负担的影响因素。

9.4.1 住院直接医疗经济负担的单因素分析

由单样本的 K-S 检验($P < 0.001$)可知,精神疾病患者的住院费用并不服从正态分布,因此本文采用非参数检验进行分析。以住院费用为因变量,精神疾病患者的性别、年龄、婚姻状况、居住地区、职业、入院诊断、入院情况、住院次数、住院天数、出院时间、收入水平和是否有医疗保险为自变量,进行非参数 Mann-Whitney U 检验和 Kruskal-Wallis 检验,检验水准为 0.05。表37 显示,

性别、年龄、婚姻状况、居住地区、职业、入院诊断、入院情况、住院次数、住院天数、出院时间、收入水平和是否有医疗保险均具有统计学意义（$P<0.05$）。

表 37　精神疾病患者住院费用的单因素分析结果

影响因素	X^2/Z	P
性别	-8.876	<0.001
年龄	17.975	<0.001
婚姻状况	-23.417	<0.001
居住地区	-25.066	<0.001
职业	699.572	<0.001
入院诊断	480.398	<0.001
入院情况	46.039	<0.001
住院次数	2460.862	<0.001
住院天数	17469.138	<0.001
出院时间	1958.680	<0.001
收入水平	57.171	<0.001
是否有医疗保险	10.159	<0.001

9.4.2　住院直接医疗经济负担的广义线性回归分析

由于单因素分析不能准确反映各个变量之间的关系和强度，本文进一步对因变量和自变量进行多因素分析，进而筛选出住院费用的相关影响因素。将单因素分析中具有统计学意义的所有变量作为自变量，对住院费用进行 Log10 转化，并将其作为因变量进行广义线性回归分析，其中检验水准为 0.05。广义线性回归分析结果显示，以分类变量的第一个水平为参照组，居住地区、出院时间、住院天数、住院次数、收入水平和是否有医疗保险间的差异具有统计学意义（$P<0.05$）。详见表 38。

表 38　精神疾病患者住院费用的广义线性回归分析结果

影响因素		β	标准差	Wald 卡方	P
性别	男	0			
	女	0.012	0.0103	1.317	0.251
年龄	18—39 岁	0			
	40—54 岁	−0.009	0.0145	0.406	0.524
	≥ 55 岁	−0.024	0.0166	2.109	0.146
婚姻状况	单身	0			
	非单身	0.020	0.0143	1.968	0.161
职业	无职业	0			
	农民	−0.046	0.0523	0.767	0.381
	职工	−0.122	0.0542	5.043	0.025
	离退休人员	−0.139	0.0570	5.964	0.015
	学生	−0.048	0.0552	0.741	0.389
	其他	−0.064	0.0538	1.410	0.235
居住地区	城市	0			
	农村	−0.049	0.0140	12.158	<0.001
入院诊断	器质性（包括症状性）精神障碍	0			
	使用精神活性物质引起的精神和行为异常	0.098	0.0295	10.925	0.001
	精神分裂症、分裂型障碍和妄想性障碍	−0.003	0.0232	0.015	0.901
	心境（情感）障碍	0.000	0.0238	0.000	0.996
	神经性、应激相关的及躯体形式的障碍	−0.011	0.238	0.221	0.638
	与心理因素相关的生理障碍伴有生理紊乱和躯体因素有关的行为综合征	−0.061	0.0491	1.551	0.213

影响因素		β	标准差	Wald 卡方	P
入院诊断	成人人格和行为障碍	0.059	0.0804	0.548	0.459
	精神发育迟滞	0.009	0.0650	0.020	0.887
入院情况	一般	0			
	急	−0.071	0.0311	5.147	0.023
	危重	−0.022	0.0814	0.073	0.787
出院时间	2013	0			
	2012	−1.038	0.2465	17.732	<0.001
	2011	−0.930	0.2451	14.405	<0.001
	2010	−0.969	0.2451	15.622	<0.001
	2009	−0.953	0.2458	15.023	<0.001
	2008	−0.956	0.2456	15.147	<0.001
	2007	−0.982	0.2456	15.997	<0.001
	2006	−0.977	0.2455	15.832	<0.001
	2005	−1.026	0.2455	17.447	<0.001
入院次数	1 次	0			
	2—3 次	0.045	0.197	5.328	0.021
	4—5 次	0.175	0.390	20.095	<0.001
	≥6 次	0.326	0.0388	70.747	<0.001
住院天数	<30 天	0			
	30—59 天	0.239	0.0137	304.023	<0.001
	60—89 天	0.292	0.0286	103.942	<0.001
	≥90 天	0.501	0.0291	297.151	<0.001
收入水平	低收入	0			
	中等收入	0.527	0.1880	7.850	0.005
	高收入	0.363	0.1245	8.494	0.004

续　表

影响因素		β	标准差	Wald 卡方	P
是否有医疗保险	无医保	0			
	有医保	0.291	0.229	161.056	<0.001

10　讨　论

10.1　研究数据和方法

(1)首先,与其他使用问卷调查数据的研究相比,本文的费用数据来源于医院信息系统,该系统记录了患者治疗疾病期间实际发生的所有费用,既包括住院费用,又包括门诊费用。在此数据的基础上测算的精神疾病导致的直接医疗经济负担更加真实可靠,因为医院信息系统记录的数据均是患者的实际住院信息(社会人口学、卫生服务利用和各项费用等方面),因此该数据并不存在问卷调查方式中的回顾性偏倚等问题。由于医院信息系统无法获得直接非医疗经济负担的信息(伙食费、交通费、营养费、住宿费等),因此本文没有纳入相关的直接非医疗费用。其次,本文采用人力资本法和世界卫生组织推荐的 DALYs 指标测算精神疾病带来的间接经济负担。由于数据资料的局限,本文中精神疾病患者及其照料者的误工损失均在住院天数的基础上进行测算,但患者住院前或出院后因病情不稳定,可能仍需休工或接受照料,因此本文低估了精神疾病造成的间接经济负担。再次,由于与精神疾病相关的成本范围比较大,本文并没有纳入其他与精神疾病相关的成本,如为掌握精神卫生知识付出的健康教育成本、社区精神卫生服务提供成本等。而且由于方法学的局限性,本文未能测算精神疾病的隐形经济负担(无形经济损失)。最后,若以全社会角度进行研究,精神疾病患者卷入刑事犯罪(肇事肇祸及自杀或杀人)造成的花费也很难进行测算。总之,目前的经济负担为保守估计,测算得到的数字低于实际花费。

(2)本文利用最小二乘法模型研究各医疗保险制度对精神疾病患者住院自付费用的影响。由于自付住院费用呈偏态分布,本文对自付住院费用进行 Log10 变换后的数值进行分析。因此回归模型拟合的结果中的系数并不能反映精神疾病患者自付住院费用变化的程度数值,而只是表明该因素对自付住院费用影响的方向和影响的程度。

(3)尽管本文所用数据为时间序列数据,但是由于数据收集的时间跨度不长,并不能进行医疗保险制度实施前后的对比研究,只能采用横断面的分析探讨有医保的精神疾病患者与无医保的精神疾病患者之间的住院费用及不同医疗保险制度内部和不同补偿比例间患者受益程度的差异。

10.2　精神卫生服务利用率较低

1993 年以来,中国精神疾病的两周就诊率和住院率普遍较低,两周就诊率在 0.7‰左右,住院率在 0.3‰左右。大部分精神疾病患者(包括病情严重患者和家庭的主要劳动力患者即年龄为 18—54 岁的患者)的就诊次数仅为 1次,患者的住院天数基本在 30 天以内。众所周知,精神疾病作为一种慢性疾病,治疗和康复时间长,且病情极容易反复,由此来看,目前精神疾病患者的精神卫生服务利用率并不高。2008 年,张启文采用分层整群抽样的方法对61165 名农村常住居民进行了农村社区精神分裂症患者卫生服务利用及其影响因素的调查,调查结果同样得出精神分裂症患者的卫生服务利用率低,且存在严重的就诊、治疗和康复延误问题。[100]2009 年,李奕通过对大连市精神疾病患者就医意向与卫生服务利用的研究也得出大连市精神卫生服务利用情况不容乐观,仅 4.6％的患者会采取不同的方式治疗。[101]2010 年,位照国等的研究也发现,深圳地区精神卫生服务利用水平较低,相当一部分有精神卫生服务需求的居民未能享有专业的服务。[102]导致精神疾病卫生服务利用率较低的因素可能主要包括以下几个方面:①治疗费用昂贵,患者及其家庭无力承受长期的治疗费用和康复费用。②家属缺乏治疗信心或认为不需要治疗或不知道去哪治疗或怕影响名声,导致大部分患者没有得到应有的治疗。[103]隐藏在这两方面背后的原因在于中国精神卫生系统的发展滞后:①精神卫生资源缺乏和分布不合理。首先,在中国,政府在精神卫生保健上的支出始终较低。在 2007 年,精神卫生方面的支出占卫生总支出的比重不到1％。[104]而且由于缺乏对精神疾病医院类型的清晰理解,政府对精神专科医院的财政支出低于一般综合医院。为了自身的发展,精神专科医院只能将大部分成本转嫁到患者身上,这就导致精神疾病患者及其家庭无法支付高昂的治疗费用而放弃甚至不寻求任何治疗。[105]据估计,中国只有不到10％的精神障碍患者接受了专业的精神卫生服务,而在德国、比利时和加拿大,精神疾病患者的治疗率分别为67％、66％和52％。[106-107]其次,目前我国平均每万人仅有1张精神疾病病床,明显落后于经济发展水平较高的国家,如美国:6.4张病床/万人,德国:16.5张病床/万人,日本:29.1张病床/万人;平均每10万人拥有1.26名精神科医生和2.65名精神科护士,而发达国家这一比例分别达到每10万人8.59名精神科医生和29.15名精神科护士。另外,我国精神科医师的水平普遍不高。在许多情况下,由于提供者缺乏足够的训练和技巧,精神障碍患者常常被误诊[108],导致患者及其家庭缺乏治疗的信心。最后,正规精神卫生机构分布不够合理,大多集中在经济发展水平较高的大城市,治疗费用偏高。在偏远山村或农村地区,缺乏专业的精神卫生机构而且当地医疗机构缺医少药的现象仍很严重。尽管目前我国一些地区已经开展了相关的精神疾病社区管理服务,但是由于缺乏经验和相关的指导及精神卫生经费缺乏导致社区精神服务工作发展相当缓慢,而且各地区间医疗卫生服务水平差异较大,某些偏远地区和农村的精神卫生服务仍是空白。[109]因此精神卫生领域的形势远比目前监测到的要严重。[110]②社会公众精神卫生知识的匮乏和对精神疾病患者的歧视。由于精神卫生知识缺乏、对精神疾病的认识严重不足,以及害怕因"精神病"而受歧视等导致一些患者及其家属宁可忍受疾病带来的痛苦也不愿寻求专业治疗,结果延误了治疗的最佳时期,导致病情不断加重。2004年在香港进行的一项调查显示,超过50％的人不愿意与精神障碍患者为邻居,超过40％的人不愿意住在精神疾病康复区。[111]大部分人认为精神病人是"破坏性的"和"容易伤害他人的"。这种社会不认同是影响患者求医的一个重要因素。还有患者求神拜佛或求助巫术,最终导致病情更加严重,甚至有些精神疾病患者因得不到及时有效的专业治疗而出现自杀、暴力或犯罪行为,尽管此种现象发生的概率较小,但造成了严重的社会不良影响,加重了社会公众对精神疾病患者的歧视和偏见[112],影响了精神疾病患者的及时治疗和康复。

10.3 2005—2013 年,精神疾病给患者家庭和社会带来的经济负担沉重且呈现不断上升的趋势

随着经济的快速发展,生活节奏越来越快和竞争压力越来越大,家庭结构不断变化,社会生活中应激因素不断增加,再加上各种长期慢性躯体疾病的困扰,人们的精神和心理问题越来越多,精神疾病患者数量越来越多,承受精神疾病带来的心理和经济上的压力的家庭越来越多,社会因精神疾病而导致的经济损失也越来越大。本文结果显示,2005—2013 年间,精神疾病给患者家庭带来的经济负担不断增加,从 2005 年的 7938.02 元上升到 2013 年的22105.41 元。1999 年针对肯尼亚的研究发现,精神疾病给患者带来的人均经济负担达 2351 美元。[113] 本文发现,2013 年山东省精神疾病的直接经济负担为 111.89 亿元。2001 年杨镇等测算了哈尔滨市精神分裂症带来的总的社会直接经济负担为 300 万元,而 2007 年黄兴莲估算了广州市精神分裂症导致的社会直接经济负担达 7590 万元。[114] 由于不同的研究运用的研究方法、纳入经济成本的条目、测算的时间跨度和空间广度等存在差异,在进行不同研究之间的对比分析时应该谨慎。本文中城市精神疾病患者的直接经济负担占城市人均可支配收入的比重为 50%—80%,而在经济发展水平和收入较低的农村地区,精神疾病患者的直接经济负担占农村人均可支配收入的比重高达130%,尽管 2012 年和 2013 年有所下降,但所占比重仍高达 80% 以上。2005—2013 年,精神疾病导致的社会经济负担也在不断增加,从 2005 年的100.76 亿元上升到 2013 年的 312.77 亿元,占山东省地区生产总值的0.5%—0.7%。在法国,2013 年精神疾病造成的总的社会经济负担(包括直接经济负担、间接经济负担及无形的经济负担)达 1090 亿欧元。[115] 研究表明,在欧洲国家,精神疾病的经济负担占 GDP 的比重在 3.5% 左右。[116] 而且精神疾病导致的经济负担超过了糖尿病、心脑血管疾病、慢性呼吸系统疾病和癌症等导致的经济负担,到 2030 年精神疾病造成的经济损失将达到 47000 亿美元,相当于未来慢性疾病经济负担的三分之一。[117]

2005—2013 年,精神疾病给患者家庭带来的经济负担增长了将近 2 倍。造成其增长的原因可能包括:第一,在本文研究期间,与所有其他医疗保健和

卫生保健部门一样,开发新的和先进的医疗技术和治疗方式推高了精神疾病患者的医疗成本。第二,在当前系统中,初级保健和社区卫生服务在很大程度上是利用不充分的,在促进精神卫生,或精神疾病的预防和管理上远远未发挥重要作用。再加上各种社会歧视和经济原因,精神疾病患者通常会延迟治疗,只有疾病异常严重时才去大医院接受治疗,这必将导致较高的住院费用。第三,由于社会经济的不断发展和人们生活水平的不断提高,精神疾病患病率的不断上升,人们的精神卫生意识逐渐增强,精神卫生服务利用率不断提高(尽管利用水平依然较低),住院天数不断增加,因此导致的直接医疗费用和因住院导致的工资损失越来越多。第四,政府对精神专科医院的支出比较低,而精神专科医院对精神患者的照顾管理成本较高,这使得医院不得不把成本转嫁到患者身上。第五,由于缺乏培训和经验,一些精神卫生专业人员过分依赖先进的和昂贵的实验室医疗诊断设备,这也导致了高昂的住院费用。本文结果显示,2012年左右精神疾病的直接经济负担呈现出下降的趋势。对广州市精神分裂症的研究表明,2010—2012年间,精神分裂症的次均医疗总费用出现递减趋势,这可能与医疗保险的纳入和改革有关,例如政府实行药品集中招标采购制度,取消15%的药品加成政策,多次大幅度降低药品价格,并实施和完善基本药物制度等,减轻了患者的就医负担。[118]

10.4　不同人群间经济负担和经济负担各组成部分的异质性

虽然精神疾病导致的经济负担沉重,但是其对社会各阶层的影响并不是均一的。从家庭的角度看,男性精神疾病患者造成的经济负担明显高于女性精神疾病患者造成的经济负担,以往其他单病种的研究结果也显示,男性患者的医疗费用高于女性患者的医疗费用。[119-120] 这可能与他们的经济保障能力有关,因为部分女性较低的经济收入影响了其对卫生服务的利用和疾病的治疗。从社会的角度看,由于就诊率和患病人数的影响,男性和女性精神疾病患者的社会经济负担并无明显的差异。尽管55岁及以上的精神疾病患者的家庭经济负担与其他年龄段的家庭经济负担差异较小,但55岁及以上的精神疾病患者的社会经济损失远远低于18—54岁精神疾病患者的社会经济损失,原因可能是年轻的患者正是家庭的中坚力量,因此其一旦患病,患者及其家庭会不惜各种代价以让患者康复,而且年轻的患者因精神疾病带来的生产力的损失远远高于老年精神疾病患者。由于农村经济发展水平低、人均收入不高,从家庭的角度来看,城市精神疾病患者的相关治疗费用比农村精神疾病患者的相关费用高。由于农村较大的人口基数和较高的精神疾病患病率,造成的社会总的经济负担高于城市精神疾病患者的社会总的经济负担。在不同的精神疾病类别中,作为病情最严重的精神疾病,精神分裂症、分裂型障碍和妄想性障碍患者的家庭经济负担最高。尽管精神分裂症、分裂型障碍和妄想性障碍作为一种严重的精神疾病,其就诊率也相对较高,但是由于心境(情感)障碍的患病率(61.36‰)远远高于精神分裂症、分裂型障碍和妄想性障碍的患病率(9.51‰),心境(情感)障碍给整个社会带来的经济负担远远高于精神分裂症、分裂型障碍和妄想性障碍的社会经济负担。

精神疾病造成的各部分经济负担的比例也是不均一的。精神疾病造成的家庭经济负担中直接经济负担所占比重较大,而相应的间接经济负担所占的比例较小。由此可见,精神疾病给患者家庭带来的沉重的经济负担是显而易见的,是真实需要缴纳的现金医疗费用,而不是隐藏在背后的间接经济负担。精神疾病造成的社会总经济负担中,间接经济负担所占的比重较高,达60%以上,相应的直接经济负担所占的比重较低。广州市相关精神分裂症经济负担的研究表明,精神疾病导致的直接经济负担与间接经济负担的比例为1∶8.5;在法国,精神疾病造成的社会间接经济负担的占比达到80%,而相应的直接经济负担仅占20%,这与本文中社会经济负担所占比重的结果一致。[115]原因为精神疾病患者较低的就诊率和精神卫生机构较低的可及性降低了精神疾病导致的直接经济负担,增加了因不治疗导致的长期伤残所引起的生产力损失的成本。特别是在发展中国家,由于缺乏治疗,直接医疗经济负担费用往往低于发达国家,导致患者处于相关残疾的时段增加,间接治疗费用在精神疾病整体经济负担中的比重增大。精神疾病作为一种典型的在青春期晚期或成年期(生产力最强的年龄段)发病较多的慢性疾病,其病情极容易反复,治疗和康复时间长,经常伴有一些后遗症和不完全的社会行为的恢复,致残率较高,使患者的健康寿命年明显减少,劳动能力降低,同时需要照料者的长期照顾,因此导致的社会间接经济负担巨大。

10.5　精神疾病住院医疗费用的影响因素

由单因素和广义线性回归分析结果可知,居住地区、住院天数、住院次数、出院时间、收入水平和是否有医疗保险为影响住院费用的主要因素。其中,住院天数和住院次数与住院医疗费用呈正相关关系,这与其他相关的研究结果一致。[120]即住院天数越长、住院次数越多,患者的卫生服务利用次数就越多,因此相应的住院费用则越高。收入水平与住院费用也呈正相关关系,原因可想而知。由于收入水平较高的患者的支付能力强,在其支付能力范围内必然会尽量要求数量较多或质量较高的精神卫生服务,则其住院费用也较高;而收入水平较低的患者,由于支付能力的限制,必然会尽量减少各项卫生支出,导致其住院费用较低。以 2013 年为对照年研究发现,出院时间与住院费用呈负相关关系,表明近年来精神疾病患者的住院费用不断增加,这可能与人们的生活水平不断上升、精神卫生服务需求不断增加有关,也可能由于近年来精神疾病被纳入医疗保险的范围减弱了患者对医疗成本的敏感性,导致其住院总费用不断增加。不同居住地区的患者中,城市精神疾病患者的住院费用较高,原因可能与经济生活水平有关,城市地区的精神疾病患者的经济收入较高,而且城镇职工基本医疗保险和城镇居民基本医疗保险的补偿比例比新型农村合作医疗保险的报销比例高,因此城市精神疾病患者在住院治疗时面临的经济压力小,而农村精神疾病患者因经济困难,住院治疗时必然尽量减少相应的治疗服务,因此导致农村精神疾病患者的住院总费用较低。

参考文献

[1] PHILLIPS M, ZHANG J X, SHI Q C, et al. Prevalence, treatment, and associated disability of mental disorders in four provinces in China during 2001-2005: an epidemiological survey[J]. Lancet, 2009, 373(9680): 2041-2053.

[2] 苏莉,韦波.我国精神疾病流行病学调查研究概况[J].内科,2010,5(4):416-419.

[3] 《中华人民共和国精神卫生法》[EB/OL]. http://www. nhfpc. gov. cn/zwgkzt/pfl/201301/20969fdf44934b86a0729fb4de33e1ff. shtml.

[4] SHIFFMAN J, SMITH S. Generation of political priority for global health initiatives:

a framework and case study of maternal mortality[J]. Lancet，2007，370(9595)：1370-1379.

[5] COOLINES PY，PATEL V，JOESTL S S，et al. Grand challenges in global mental health[J]. Nature，2011，475(7354)：27-30.

[6] 原卫生部疾病预防控制局.精神卫生政策研究报告汇编[M].北京：人民卫生出版社,2008.

[7] WORLD HEALTH ORGANIZATION. The ICD-10 classification of mental and behavioural disorders：clinical descriptions and diagnostic guidelines[R]. Geneva，World Health Organization，1992.

[8] 中华医学会精神病学分会.中国精神障碍分类与诊断标准(第三版)[J].中华精神科杂志,2001,34(3)：185-188.

[9] WHITEFORD H A，DEGENHARDT L，REHM J，et al. Global burden of disease attributable to mental and substance use disorders：findings from the Global Burden of Disease Study 2010[J]. Lancet，2013，382(9904)：1575-1586.

[10] WORLD HEALTH ORGANIZATION (WHO). The World Health Report 2007-A safer future global public health security in the 21st century[EB/OL]. [2021-12-30]. http://www. who. int/whr/2007/whr07_en. pdf? ua＝1.

[11] WORLD HEALTH ORGANIZATION (WHO). The global burden of disease：2004 [R]. Geneva：WHO，2004.

[12] WORLD HEALTH ORGANIZATION (WHO). Mental health：new understanding，new hope[R]. Geneva：WHO，2001.

[13] RAVISHANKAR N，GUBBINS P，COOLEY R J，et al. Financing of global health：tracking development assistance for health from 1990 to 2007[J]. Lancet，2009，373 (9681)：2113-2124.

[14] WHO WORLD MENTAL HEALTH SURVEY CONSORTIUM. Prevalence，severity，and unmet need for treatment of mental disorders in the World Health Organization World Mental Health Surveys[J]. JAMA，2004，291(21)：2581-2590.

[15] KOHN R，SAXENA S，LEVAV I，et al. The treatment gap in mental health care [J]. Bull World Health Organ，2004，82(11)：858-866.

[16] 王彦凤,蔡军.精神障碍患者社区康复服务[J].上海医药,2014(22)：3-6.

[17] 魏赓.西藏自治区精神疾病和癫痫的流行病学调查及防治对策研究[D].成都：四川

大学,2004.

[18] 冯斯特,刘素珍.国内重性精神疾病患者社区管理现状与对策[J].中华护理杂志,2014,4(6):764-768.

[19] MIHAI C, ROBU V, KNIELING A, et al. Predictors of suicide risk in incarcerated male offenders: the role of personality disorders[J]. Revista medico-chirurgicalatii de medici si naturalisti din lasi, 2015, 119(4): 1133-1140.

[20] 翁正,张敬悬,马登岱,等.山东省精神疾病流行病学调查(1984年与1994年)[J].中国精神科杂志,1998,11(31):222-224.

[21] 孟广彦,赵长英,陈贞娥,等.济南市18岁及以上人群精神障碍流行病学抽样调查[J].精神医学杂志,2011,24(3):176-179.

[22] 李力.山东省高血压疾病的经济负担及医疗保险的影响作用研究[D].济南:山东大学,2013.

[23] WORLD HEALTH ORGANIZATION. The global burden of disease: 2010 update [R]. Geneva: World Health Organization, 2011.

[24] MURRAY C J L, VOS T, LOZANO R, et al. Disability-adjusted life years (DALYs) for 291 diseases and injuries in 21 regions, 1990-2010: a systematic analysis for the Global Burden of Disease Study 2010[J]. Lancet, 2012, 380(9859): 2197-2223.

[25] TRUE W R, XIAN H, SCHERRER J F, et al. Common genetic vulnerability for nicotine and alcohol dependence in men[J]. Archives of general psychiatry, 1999, 56 (7): 655-661.

[26] 王丽燕,林梅.浅谈老年期抑郁症的发病原因及防护[J].科技资讯,2010,10:221.

[27] 王玉露.抑郁症发病原因及治疗概况[J].福建中医药,2009,40(3):62.

[28] 李慧静.黑龙江省城市化与工业化协调关系研究[D].哈尔滨:哈尔滨工业大学,2007.

[29] DESJARLAIS R, EISENBERG L, GOOD B, et al. World mental health: problems and priorities in low-income countries [M]. New York: Oxford University Press, 1995.

[30] SUMMERFIELD D. The invention of post-traumatic stress disorder and the social usefulness of a psychiatric category[J]. British medical journal, 2001, 322(7278): 95-98.

[31] RADOMSKY E D, HAAS G L, MANN J J, et al. Suicidal behavior in patients with schizophrenia and other psychotic disorders[J]. American journal of psychiatry, 1999, 156(10): 1590-1595.

[32] 鲍曙明,时安卿,侯维忠.中国人口迁移和西部大开发[Z].成都:可持续发展与全球化挑战:中国西部开发新思路研讨会暨首届中国西部开发研究联合体学术年会,2014-06-24.

[33] LEPIECE B, REYNAERT C, JACQUES D, et al. Poverty and mental health: what should we know as mental health professionals? [J]. Psychiatr danub, 2015, 27(1): 92-96.

[34] PATEL V. Poverty, inequality and health: an international perspective[M]. Oxford: Oxford University Press, 2001.

[35] 王晓燕.荆门市贫困精神疾病患者免费服药三年疗效观察[J].四川精神卫生,2015,8(1):72-74.

[36] 徐慧兰,肖水源,陈继萍,等.湖南省城乡部分老年人口自杀流行病学研究[J].中国心理卫生杂志,2000,14(2):121-124.

[37] PAYKEL E S. Life events, social support and depression[J]. Acta psychiatrica scandinavica supplementum, 1994, 377: 50-58.

[38] CZERNER T B. What makes you tick? the brain in plain English[M]. New York: John Wiley & Sons, 2001.

[39] 王宾,刘勇,王江澜,等.预防战斗应激减员的资料分析[J].中国临床康复,2005(6):177-179.

[40] ELLSBERG M C, PENA R, HERRERA A, et al. Domestic violence and emotional distress among Nicaraguan women: results from a population-based study [J]. American psychologist, 1999, 54(1): 30-36.

[41] 精神卫生[宏观指标]政府[EB/OL]. [2021-12-30]. http://www. doc88. com/p-870103049119. html.

[42] KELLERMAN A L, RIVARA F P, SOMES G, et al. Suicide in the home in relation to gun ownership[J]. New England journal of medicine, 1992, 327(7): 467-472.

[43] WILLIAMS D R, WILLIAMS-MORRIS R. Racism and mental health: the African American experience[J]. Ethnicity and health, 2000, 5(3/4): 243-268.

[44] FRASER S F H, MCGRATH S J, HJOHN D. Information technology and

telemedicine in sub-Saharan Africa（editorial）[J]. British medical journal，2000，321
（7259）：465-466.

[45] DILL E，DILL C. Video game violence：a review of the empirical literature[J].
Aggression and violent behavior，1998，3（4）：407-428.

[46] JERNIGAN D H，MONTEIRO M，ROOM R，et al. Towards a global alcohol
policy：alcohol，public health and the role of WHO[J]. Bulletin of the World Health
Organization，2000，78（4）：491-499.

[47] JAFFE J H. Encyclopedia of drugs and alcohol[M]. New York：Simon and
Schuster，1995.

[48] 刘琦.精神疾病复发和季节有关吗[J].心理与健康,2015(2):18-19.

[49] THE WORLD BANK. The global burden of disease[EB/OL]. [2021-12-30].
http://www. worldbank. org/en/topic/health/publication/global-burden-of-disease-
generating-evidence-guiding-policy.

[50] MURRAY C J L，LOPEZ A D. Global Health Statistics：a compendium of incidence，
prevalence，and mortality estimates for over 200 conditions[D]. Cambridge：Harvard
School of Public Health，1996.

[51] WORLD HEALTH ORGANIZATION. The global burden of disease：2004 update
[R]. Geneva：WHO.

[52] WORLD HEALTH ORGANIZATION. Mental health resources in the world. Initial
results of Project Atlas[R]. Geneva：World Health Organization，2001.

[53] 姚旭东.大连市精神疾病医疗费用及其影响因素研究[D].大连:大连医科大
学,2011.

[54] WHITEFORD H A，DEGENHARDT L，REHM J，et al. Global burden of disease
attributable to mental and substance use disorders：findings from the Global Burden
of Disease Study 2010[J]. Lancet，2013，382（9904）：1575-1586.

[55] EATON W W，MARTINS S S，NESTADT G，et al. The burden of mental disorders
[J]. Epidemiologic reviews，2008（30）：1-14.

[56] COSTELLO E J，MUSTILLO S，ERKANLI A. Prevalence and development of
psychiatric disorders in childhood and adolescence[J]. Arch gen psychiat，2003，60
（8）：837-844.

[57] PETERSEN D J，BILENBERG N，HOERDER K，et al. The population prevalence

of child psychiatric disorders in Danish 8-to 9-year-old children[J]. European child &. adolescent. psychiatry, 2006, 15(2): 71-78.

[58] HART C, DE VET R, MORAN P, et al. A UK population-based study of the relationship between mental disorder and victimisation[J]. Social psychiatry and psychiatrc epidemiology, 2012, 47(10): 1581-1590.

[59] KOKAUA J, SCHAAF D, WELLS J E, et al. Twelve-month prevalence, severity, and treatment contact of mental disorders in New Zealand born and migrant Pacific participants in TeRau Hinengaro: the New Zealand mental health survey[J]. Pacific. health dialog, 2009, 15(1): 9-17.

[60] HEIERVANG E, STORMARK K M, LUNDERVOLD A J. Psychiatric disorders in Norwegian 8-to 10-year-olds: an epidemiological survey of prevalence, risk factors, and service use[J]. Journal of the American academy of child and adolesecent psychiatry, 2007, 46(4): 438-447.

[61] CANINO G, SHROUT P E, RUBIO-STIPEC M, et al. The DSM-IV rates of child and adolescent disorders in Puerto Rico: Prevalence, correlates, service use, and the effects of impairment[J]. Archives of general psychiatry, 2004, 61(1): 85-93.

[62] FARAVELLI C, LO SAURO C, CASTELLINI G, et al. prevalence and correlates of mental disorders in a school-survey sample[J]. Clinical practice epidemiology mental health, 2009, 24(5): 1-8.

[63] MELISSA A, CORTINA D P, ANISHA S, et al. Prevalence of child mental health problems in Sub-Saharan Africa[J]. Archives of pediatrics &. adolescent medicine, 2012, 166(3): 276-281.

[64] VICENTE B, SALDIVIA S, DE LA BARRA F, et al. Prevalence of psychiatric disorders among Chilean children and adolescents[J]. Revista medica de chile, 2012, 140(4): 447-457.

[65] MURRAY J, ANSELMI L, GALLO E A, et al. Epidemiology of childhood conduct problems in Brazil: systematic review and meta-analysis[J]. Social psychiatry and psychiatric epidemiology, 2013, 48(10): 1527-1538.

[66] SRINATH S, GIRIMAJI S C, GURURAJ G, et al. Epidemiological study of child &. adolescent psychiatric disorders in urban &. rural areas of Bangalore, India[J]. The Indian journal of medical research, 2005, 122(1): 67-79.

［67］ SANJAY J，SAMIR A A，HILAL A K，et al. Prevalence and age-of-onset distributions of DSM IV mental disorders and their severity among school going Omani adolescents and youths：WMH-CIDI findings ［J］. Child and adolescent psychiatry and mental health，2009，3(1)：1-11.

［68］ 刘兆云.抑郁症多巴胺受体 DRD2 基因外显子突变检测[D].济南:济南大学,2014.

［69］ 王云屏.疾病经济负担理论在医疗卫生费用管理中的应用[D].北京:中国人民大学,2006.

［70］ BOWEN M. Family therapy in clinical practice[M]. New York：Jason Aronson，1978.

［71］ SAWA R J. Family dynamics for physicians：guidelines to assessment and treatment ［M］. New York：The Edwin Mellen Press，1985.

［72］ OLSEN E H. The impact of serious illness on family system[J]. Postgraduate medicine，1970，47(2)：172.

［73］ GUSTAVSSON A，SVENSSON M，JACOBI F，et al. Cost of disorders of the brain in Europe 2010. European ［J］. Neuropsychopharmacology，2011，21(10)：718-779.

［74］ World Health Organization. The burden of mental disorders[R]. WHO，2013.

［75］ WILMS H U，MORY C，ANGERMEYER M C. Illness related costs for spouses of patients suffering from a mental illness：results of a study with repeated measurements[J]. Psychiatr prax，2004，31(4)：177-183.

［76］ GREENBERG P E，STIGLIN L E，FINKELSTEIN S N，et al. The economic burden of depression in 1990[J]. The journal of clinical psychiatry，1993，54(11)：405-418.

［77］ KIND P，SORENSEN J. The costs of depression[J]. Int clin psychopharmacol，1993，7(3)：191-195.

［78］ RICE D P，MILLER L S. The economic burden of affective disorders[J]. British journal of psychiatry，1995，4(27)：34-42.

［79］ KNAPP M. Costs of schizophrenia[J]. British journal of psychiatry，1997，12(171)：509-518.

［80］ SHIUE I，SAND. Quality of life in caregivers with and without chronic disease：Welsh Health Survey，2013[J]. Journal of public health (Oxf)，2017,39(1)：34-44.

［81］ WHO. Mental health resources in the world. initial results of project atlas[R]. Geneva：World Health Organization，2001.

[82] WHO. The background of mental helath[R]. Geneva：World Health Organization，2001.

[83] 12 地区精神疾病流行学调查协作组.国内 12 地区精神疾病流行学调查的方法学及资料分析[J].中华神经精神科杂志,1986(19):65-69.

[84] 张维熙,沈渔邨,李淑然,等.中国七个地区精神疾病流行病学调查[J].中华精神科杂志,1998,31(2):69-71.

[85] 陈贺龙,胡斌,陈宪生,等. 2002 年江西省精神疾病患病率调查[J].中华精神科杂志,2004,37 (3):172-175.

[86] 栗克清,崔泽,崔利军,等.河北省精神障碍的现况调查[J].中华精神科杂志,2007,40 (10):36-40.

[87] 陈强,韦波,冯启明,等.广西壮族自治区城市居民精神疾病流行病学调查[J].中国神经精神疾病杂志,2010,36 (8):458-462.

[88] 郁俊昌.广州地区城乡居民精神疾病流行病学调查[D].广州:广州医学院,2010.

[89] 韦波,陈强,冯启明,等.广西壮族自治区城乡居民精神疾病流行病学调查[J].广西医科大学学报,2010,27(6):951-956.

[90] 张敬悬,卢传华,唐济生,等.山东省 18 岁及以上人群精神障碍流行病学调查[J].中国心理卫生杂志,2010,24(3):161-167.

[91] 张维熙,李淑然,陈昌惠,等.中国七个地区精神疾病流行病学调查[J].中华精神科杂志,1998,31 (2):5-7.

[92] 胡季明,李真,陈贻华,等.广东中山市精神疾病流行病学调查[J].中国神经精神疾病杂志,2002,28 (6):456-458.

[93] 韦盛中,陈光.精神疾病经济负担研究进展[J].中国老年医学杂志,2010,30(9):2700-2702.

[94] 周尚成,蔡乐,万崇华.疾病经济负担研究的方法学探索[J].国际医药卫生导报,2005 (5):29.

[95] 吴华铃,单伟光,孙国君.我国高血压病疾病负担的研究现状及问题[Z].天津:2010 年中国药学大会暨第十届中国药师周大会,2010-11-01.

[96] EATON W W, MARTINS S S, NESTADT G, et al. The burden of mental disorders [J]. Epidemiol reviews, 2008, 30: 1-14.

[97] GUSTAVSSON A, SVENSSON M, JACOBI F, et al. Cost of disorders of the brain in Europe 2010[J]. European neuropsychopharmacology, 2011, 21(10): 718-779.

［98］FERNANDEZ R，LEAL J，GRAY A，et al. Economic burden of cancer across the European Union：a population-based cost analysis［J］. The lancet oncology，2013，14 (12)：1165-1174.

［99］CAI L，CUI W L，HE J H，et al. The economic burden of smoking and secondhand smoke exposure in rural South-West China［J］. The journal of asthma，2014，51(5)：515-521.

［100］张启文.农村社区精神分裂症患者精神卫生服务［D］.长沙：中南大学,2008.

［101］李奕.大连市精神疾病患者就医意向与卫生服务利用的研究［D］.大连：大连医科大学,2009.

［102］位照国,刘铁榜,胡赤怡,等.深圳市精神卫生服务利用现况调查［J］.中国心理卫生杂志,2010,24(8):597-603.

［103］谭忠林.精神卫生资源的利用与需求评定［J］.中国临床康复,2006,10(6):110-120.

［104］QIAN J W. Mental health care in china：providing services for under-treated patients［J］. The journal of mental health policy and economics，2012，15(4)：179-186.

［105］HUANG W Z，BAN R Y. Reasons for the high cost of hospitalization in psychiatric hospitals and countermeasures［J］. Health quality management，1988(3)：37-38.

［106］HUANG W Z，BAN R Y. Reasons for the high cost of hospitalization in psychiatric hospitals and countermeasures［J］. Health quality management，1988(3)：37-38.

［107］FRANK R. Economics and mental health，an international perspective［D］. Oxford Handbook of Health Economics. Oxford：Oxford University Press，2011.

［108］WHO. Mental health atlas 2011［EB/OL］.［2021-12-20］. http：//www. who. int/mental_health/publications/mental_health_atlas_2011/en/.

［109］陈艳.精神卫生资源空间配置中的制度性社会排斥［J］.企业家天地,2013(1)：89-90.

［110］汪海燕,韩国玲.精神卫生服务无法获得地区精神病人的就诊特点［J］.中华医学会第十次全国精神医学学术会议论文汇编,2012(10):459.

［111］XU W Q. Solve the questions for the neighbors of patients with mental disorders ［J］. Reading always beneficial (seek herapy)，2004(7)：24.

［112］WANG J X. Investigation of treatment and management of patients with mental disease in Qinghai［EB/OL］.［2021-12-20］. http：//www. qhnews. com/newscenter/

system/2014/02/24/011314428. shtml.

[113] KIRIGIA J M, SAMBO L G. Cost of mental and behavioral disorders in Kenya[J].
Annals of general hospital psychiatry, 2003(2): 7.

[114] 黄兴莲. 2007 年广州地区精神分裂症疾病负担研究[D]. 广州：中山大学,2009.

[115] CHEVREUL K, PRIGENT A, BOURMAUD A, et al. The cost of mental
disorders in France [J]. European neuropsychopharmacology, 2013, 23 (8):
879-886.

[116] GURRÍA A. Fit mind, fit job: from evidence to practice in mental health and work
[EB/OL]. http://www. oecd. org/employment/fit-mind-fit-job-9789264228283-
en. htm.

[117] BLOOM D E, CAFIERO E T, JANE-LLOPIS E, et al. The global economic
burden of non-communicable diseases[R]. Geneva: World Economic Forum, 2011.

[118] ALCORN T, BAO B. China progresses with health reform but challenges remain
[J]. Lancet, 2011, 377(9777): 1557-1558.

[119] 曹志辉,韩彩欣,张倩,等. 沧州市住院患者医疗费用影响因素分析[J]. 中国医院管
理,2007,27(2):17-20.

[120] 徐俊芳,于风华,王健. 重性精神疾病的住院费用和管理现状的统计分析[J]. 中国卫
生经济,2013,32(10):53-56.

低血糖事件的经济负担研究

1 研究背景

相关研究预计,全球糖尿病患者将从 2000 年的 1.71 亿人增加到 2030 年的 3.66 亿人。[1] 2012 年,世界卫生组织预计 2030 年糖尿病将成为第七大死亡原因。[2] 据估计,糖尿病造成的全球经济负担将从 2015 年的 1.3 万亿美元增长到 2030 年的 2.2 万亿美元。[3] 低血糖指糖尿病患者的血糖水平低于 4.0 mmol/L 作为糖尿病的一种急性并发症,是糖尿病管理中最具挑战性和限制性的因素之一,同时也提高了糖尿病的死亡率和导致经济负担。[4-7] 1 型和 2 型糖尿病患者都可能患有症状性低血糖,而大多数糖尿病患者往往忽略了这一点。[8] 低血糖的发生率在文献中有不同的结论,总的来说,发生率为 12%—30%,而且受治疗方案的影响。[9-11] 虽然严重低血糖(指血糖水平低于 2.8 mmol/L,需要第三方协助治疗)在病程较长的 1 型糖尿病患者中最为常见,但 2 型糖尿病患者的低血糖风险也随着胰岛素治疗时间的增加而增加。[12] 例如,在平均 5.88 年的随访期间,4874 例 2 型糖尿病患者(43.7%)至少发作一次低血糖,432 例(3.9%)至少发作一次严重低血糖。[13] 此外,据报道,14%—71%的美国 2 型糖尿病患者有低血糖发作经历。[14-17] 由于低血糖的发生率很高,因此对糖尿病患者的生活有相当大的影响,例如,随着时间的推移,可能会导致患者跌倒和心血管功能下降。[18-20] 此外,治疗低血糖事件,特别是严重低血糖,需要大量的医疗资源,如急诊室和住院资源等,这对医疗系统造成重大的经济影响。[21-23] 一项针对美国的不同的数据库的综合分析表明,患者每年因与胰岛素相关的低血糖而去急诊科的总次数接近 100000 次,其中近三分之一因低血糖事件而住院。[24] 意大利的一项研究表明,在需要接受治疗的 3500 多起严重低血糖事件中,一半的患者需要紧急救护车服务,约 30%的严重患者随后入院。[25] 此外,由于低血糖,患者可能无法正常工作或学习,也造成了生产或工作学习时间的损失。[22]许多研究还表明,低血糖对与健康有关的生活质量有不利影响,低血糖患者更有可能出现焦虑和惊恐。[26]然而,用货币来衡量因低血糖引起的焦虑和恐慌是非常困难的。随着低血糖在糖尿病患者中的影响越来越大,对低血糖对医疗系统造成的成本影响进行有效的估计是特别重要的。因此,本文旨在总结世界范围内关于低血糖成本的现有数据,讨论围绕低血糖经济学研究的关键问题,并以我国低血糖事件中的相关费用为例进行详细介绍,并提出相关的政策建议。

2　全球不同国家低血糖事件经济成本综述

2.1　方　法

　　低血糖事件的经济成本主要包括直接医疗成本、直接非医疗成本和与低血糖相关的间接成本。直接医疗费用是指因医疗资源消耗而产生的费用,包括住院费、门诊费、急诊费和药费等。与治疗低血糖的交通费和住宿费有关的费用为直接非医疗费用。间接费用为因低血糖导致的生产力损失。本文检索了 2000 年 1 月 1 日至 2018 年 4 月 1 日发表的有关低血糖的经济成本的文献,检索数据库包括 PubMed、Google 学术和中国生物医学文献数据库。检索词包括低血糖和成本或经济负担。同时,审查了相关引文和参考文献清单,以确定其他相关的研究成果。最终纳入了 24 篇相关的研究(见图 1),数据提取内容包括研究年份、样本量、低血糖严重程度、成本数据、方法和资金来源等。

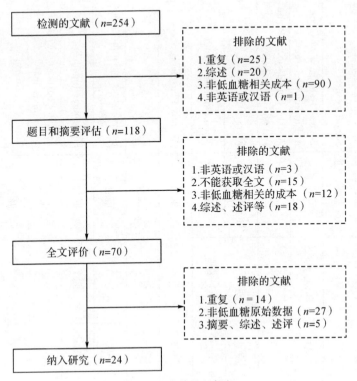

图1 研究的纳入框架

2.2 结 果

纳入研究的特征:表1总结了24项纳入研究的基本特征。研究区域主要分布在北美洲(美国和加拿大)(n=15)和欧洲(n=5),其他3项研究来自亚洲(中国2项、韩国1项)。各项研究在样本大小和数据收集方法等方面存在差异,低血糖患者的平均年龄在42.2—76.2岁之间。如表1所示,很少有研究涉及严重低血糖、非严重低血糖和轻度低血糖的情况。大多数研究只包括治疗环境中的患者。大多数研究的资金来源于制药公司,也有来自公共基金。表2描述了研究在成本估算方法上的差异:大多数研究(17项研究)从个人的角度关注低血糖导致的成本,6项研究从社会角度分析了成本,1项研究从医疗机构管理者的角度分析了成本,6项研究着眼于低血糖导致的总成本,而14项研究试图估算低血糖的净成本;大多数研究包括住院费用和门诊费用。只有6项研究包括间接费用,1项研究包括直接非医疗费用。

表 1　纳入研究的基本特征

参考文献(作者,年)	国家	角度	数据收集时间	样本量/人	平均年龄/岁	疾病严重程度	研究资助机构或项目
Harris et al. 2007[27]	加拿大	个人	2003年7月—2003年12月	335	50.1	轻到中度、重度	Sanofi-aventis
Veronese et al. 2016[28]	意大利	个人	2011年1月—2012年6月	3516	71.2	重度	Societa Italiana di Medicina d' Emergenza-Urgenza
Giorda et al. 2016[29]	意大利	社会	2013年	2229	42.4	混合	AMD Foundation Rome and Novo Nordisk
Pawaskar et al. 2017[30]	美国	社会	2013年	1901	59.76	非重度、重度	Merk&Co.,Inc.
O'Reilly et al. 2018[31]	加拿大	社会	NA	403	54.42	混合	Novo Nordisk Canada
Bullano et al. 2005[32]	美国	医疗机构	2000年7月—2002年8月	1434	53	混合	Aventis Pharmaceuticals
Goyal et al. 2017[33]	美国	个人	2001—2011年	1500000	NA	混合	NA
Curkendall et al. 2011[34]	美国	个人	2003—2008年	83040	64.3	混合	Bristol-Myers Squibb and AstraZeneca
Raju et al. 2016[35]	美国	个人	2010年7月—2013年12月	207	55.7	混合	Boehringer Ingelheim
Bron et al. 2012[36]	美国	个人	1999—2008年	4860	NA	混合	Takeda Pharmaceuticals international, inc
Fabunmi et al. 2009[37]	美国	个人	2005—2007年	6300	55	混合	Amylin Pharmaceuticals Inc
Ganz et al. 2014[38]	美国	个人	2008—2011年	335	60.82	重度	Novo Nordisk Inc

续　表

参考文献(作者,年)	国家	角度	数据收集时间	样本量/人	平均年龄/岁	疾病严重程度	研究资助机构或项目
Basu et al. 2017[39]	美国	个人	2004—2015年	11698	49.7	混合	NA
Zhao et al. 2016[40]	美国	个人	2005—2009年	621	NA	混合	NA
Williams et al. 2012[41]	美国	个人	2008—2009年	813	57	混合	AstraZeneca
Alemayehu et al. 2017[42]	美国	个人	2012年	5585	65.5	混合	Merck & Co. Inc
Dalal et al. 2017[43]	美国	个人	2007—2013年	2495	55.6	混合	Sanofi US, Inc
Holbrook et al. 2017[44]	美国	个人	2008—2012年	439	64.9	混合	NA
Lyngsie et al. 2016[45]	丹麦	个人	2008—2012年	7310	NA	混合	Novo Nordisk
Barranco et al. 2015[46]	西班牙	个人	2012年	8683	66	混合	None
Rhee et al. 2016[47]	韩国	个人	2006—2010年	88	59.7	混合	Korea Healthcare Technology R&D project
Laires et al. 2015[48]	葡萄牙	社会	2012—2014年	319	76.2	混合	Eurotrial, Scientific Consultants S. A
Zheng et al. 2012[49]	中国	社会	2011年	509	63.25	轻度,中度,重度	NA
Ma et al. 2016[50]	中国	社会	2012年	602	62	非重度,重度	NA

表 2   纳入研究成本测量的特征

参考文献 （作者，年）	报告成本 （NC/TC）	成本类型			
		住院费用	门诊费用	直接非医疗费用	间接费用
Stewart et al. 2007[27]	NC	NA	NA	NA	—
Veronese et al. 2016[28]	NC	＋	—	—	—
Giorda et al. 2016[29]	NC	＋	＋	—	＋
Pawaskar et al. 2018[30]	TC	＋	＋	—	＋
O'Reilly et al. 2018[31]	NC	＋	＋	—	＋
Bullano et al. 2004[32]	NC	＋	＋	—	—
Goyal et al. 2017[33]	NA	＋	—	—	—
Curkendall et al. 2011[34]	NC	＋	＋	—	—
Raju et al. 2016[35]	NC	＋	＋	—	—
Bron et al. 2012[36]	TC	＋	＋	—	—
Fabunmi et al. 2009[37]	NC	＋	＋	—	—
Ganz et al. 2014[38]	TC	＋	＋	—	—
Basu et al. 2017[39]	NC	＋	＋	—	—
Zhao et al. 2016[40]	NC	＋	＋	—	—
Williams et al. 2012[41]	NC	＋	＋	—	—
Alemayehu et al. 2017[42]	TC	＋	＋	—	—
Dalal et al. 2017[43]	TC	＋	＋	—	—
Holbrook et al. 2017[44]	NA	＋	＋	—	—
Lyngsie et al. 2016[45]	NC	＋	＋	—	—
Barranco et al. 2015[46]	NA	＋	＋	—	—
Rhee et al. 2016[47]	TC	＋	＋	—	—
Laires et al. 2016[48]	NA	＋	＋	—	＋
Zheng et al. 2012[49]	NC	＋	＋	＋	＋
Ma et al. 2016[50]	NC	＋	＋	—	＋

注：NC 指低血糖导致的净成本，TC 指低血糖导致的总成本。

全球范围内低血糖导致的年平均成本为 3961.93 美元(见表 3),每年的费用在不同的研究中有较大的差异。图 2 显示了不同国家因低血糖引起的总成本,美国的总成本最高,为 8213.83 美元,其次是英国的 1937.44 美元,葡萄牙为 1723.31 美元,意大利为 1646.73 美元,加拿大为 1280.16 美元,而中国的总成本最低,为 305.55 美元。

表 3　低血糖导致的年平均成本

参考文献(作者,年)	国家	年平均成本/人	
		当地货币成本	2017 年的美元成本
Harris et al. 2007[27]	Canada	127.02	128.10
Veronese et al. 2016[28]	Italy	1911.682	2618.97
Giorda et al. 2016[29]	Italy	100.14	113.13
Pawaskar et al. 2018[30]	US	15796.33	16443.98
O'Reilly et al. 2018[31]	Canada	2901.00	2237.83
Bullano et al. 2004[32]	US	1087.00	1418.86
Goyal et al. 2017[33]	US	10139.00	10331.64
Curkendall et al. 2011[34]	US	60.96	68.40
Raju et al. 2016[35]	US	9444.00	9831.20
Bron et al. 2012[36]	US	8969.00	10063.22
Fabunmi et al. 2009[37]	US	150.25	168.58
Ganz et al. 2014[38]	US	11325.00	11540.18
Basu et al. 2017[39]	US	372.50	378.09
Zhao et al. 2016[40]	US	2315.20	2605.53
Williams et al. 2012[41]	US	42.00	44.60
Alemayehu et al. 2017[42]	US	9556.00	9556.00
Dalal et al. 2017[43]	US	10026.00	10026.00
Holbrook et al. 2017[44]	England	1715.00	1937.44
Lyngsie et al. 2016[45]	Denmark	9.60	11.08
Barranco et al. 2015[46]	Spain	702.00	780.81

续　表

参考文献(作者,年)	国家	年平均成本/人	
		当地货币成本	2017 年的美元成本
Rhee et al. 2016[47]	Korea	2447.00	2483.71
Laires et al. 2016[48]	Portugal	1493.00	1723.31
Zheng et al. 2012[49]	China	454.70	76.65
Ma et al. 2016[50]	China	3264.93	499.08
Total			3961.93

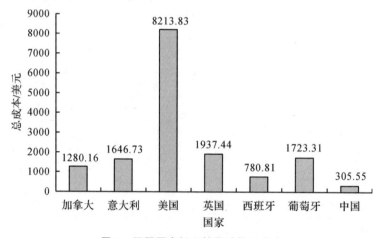

图 2　不同国家低血糖导致的总成本

2.3　讨　论

本文首次综述了世界范围内低血糖导致的成本,这对于规划足够的支持系统和提高低血糖的管理水平至关重要。根据糖尿病患者中低血糖的发生率(12%—30%)和我们研究中估计的平均成本(3961.93 美元),全球范围内由低血糖引起的年均成本约为 1420 亿美元,高于匈牙利 2017 年的国内生产总值(GDP)。如上所述,研究中不同国家由低血糖引起的成本存在较大差异。在大多数研究中,对低血糖导致的成本可能被低估,大部分间接费用,以及正规非疗养院护理或由家庭成员或亲属提供的非正规家庭护理等费用项目均没有计算在内。低血糖风险因素(如人口老龄化和老年人认知缺陷)和护理费用的增加可能会增加低血糖造成的额外负担。此外,睡眠中发生的夜间低血糖事件通常无症状且难以检测,严重低血糖患者有可能在睡眠中死亡。[51-53] 由于在糖尿病患者中检测低血糖的困难较大和血糖测量的不规范,经常会出现低血糖发生率的计算和对低血糖导致的成本的低估。然而,在美国、中国、加拿大、意大利、英国和西班牙,保守估计由低血糖导致的年总成本分别占人均可支配收入的 21.0%、7.3%、3.8%、8.1%、6.0%和5.7%。

在不同的研究中,由低血糖导致的成本差异较大。然而,在对所有疾病费用的研究中,费用或经济负担的差异相对也较大。[54] 一方面,可能是各国经济发展水平不同,导致医疗价格或收入不同。另一方面,文化和卫生系统的特点决定了包括费用项目、严重程度衡量标准和抽样特征之间的差异,在一定程度上导致各国费用之间的差异。此外,具体目标(总费用或净费用的分析)和抽样病人(社区住院者或住院病人)的护理背景、费用的变化也是重要的影响因素。在轻度和重度低血糖患者中,由低血糖引起的直接费用也有显著差异。严重的病人会消耗更多的医疗资源(如住院护理和紧急护理),而轻度的病人一般可以自行处理,这可能导致直接和间接费用的比例在研究中呈现较大的差异。此外,由于估算的复杂性,大多数研究没有包括间接成本,这可能大大低估了间接成本的比例。同时,相关研究报告了低血糖与健康相关的生活质量下降和患者生产力受损之间的显著关联。[14-17] 由于一些研究缺少年龄、间接费用估值、货币年份等重要信息,因此,今后的研究应尽量坚持现有的疾病成本研究报告标准。

虽然根据低血糖的定义和数据收集的方法,不同研究中的低血糖发生率有所不同,但总的来说,低血糖的发生率较高(例如,Williams 等人指出低血糖的发生率为 28%)。[17,55,56] 低血糖如果得不到适当的治疗和护理,将会导致更严重的症状,从而提高病人的病死率和非致命事故的发生率[57-59],并进一步增加经济负担。此外,在低血糖患者中,心血管疾病和相关并发症(如跌倒和骨折)的经济负担也很重,因此适当治疗低血糖可降低相关的医疗费用。[57-60] 因此,迫切需要有针对性的预防和治疗策略(如新的技术和治疗方案、个性化的血糖控制指标、改变饮食和生活方式)来降低低血糖的危害,从而为患者及其家庭带来更多的益处。同时,可以开展公众教育活动,以提高人们对低血糖的认识,特别是在糖尿病患者中,可利用信息技术和社交网站

(如微信、腾讯 QQ 和微博)创建定期检查血糖水平、正确理解和识别低血糖、低血糖危险因素和患者健康生活方式的教育和信息传播平台,以最大限度地预防低血糖。

3 我国低血糖事件的住院费用分析

3.1 研究方法

3.1.1 数据来源

本部分数据来自某医院 2016 年 1 月 1 日至 2018 年 12 月 1 日的医院信息系统(Hospital Information System,HIS)。糖尿病的识别基于 HIS 中记录的入院诊断 ICD-10 编码。我们的样本包括 7110 名糖尿病患者,其中 5693 名住院患者未发生低血糖,1417 名住院患者发生过低血糖事件,包括 297 名严重低血糖患者和 1120 名非严重低血糖患者。从 HIS 中收集的患者信息如下:性别、年龄、婚姻状况、职业、医疗保险类型(城镇职工基本医疗保险,报销比例为 60%—70%;城乡居民基本医疗保险,报销比例为 40%—50%;免费医疗,报销比例 100%;无保险,报销比例 0%)、住院时间和住院费用(包括检查、治疗、药品、材料、护理、一般医疗费用和其他费用)。因此,在我们的研究中,每名患者的住院费用包括研究期间所有与住院相关的费用。

3.1.2 数据分析

与低血糖相关的年人均住院费用通过发生和没有发生低血糖事件的糖尿病患者之间的费用差异来衡量。因此,在我们的研究中,由低血糖导致的成本是指糖尿病患者中由于低血糖产生的成本。低血糖、非严重低血糖和严重低血糖患者的额外费用为相应的住院总费用减去没有发生低血糖事件患者的住院总费用。为了估计全国由低血糖引起的住院费用,我们根据样本中 19.93% 的低血糖事件发生率(包括 4.08% 的严重低血糖发生率和 15.85% 的非严重低血糖发生率),将样本中因低血糖引起的调整后额外费用乘以中国糖尿病患者总数以测算我国低血糖事件引起的总费用,即全国低血糖引起的住院费用=调整后的低血糖引起的额外住院费用×糖尿病总人数×低血糖发生率×住院率。

采用敏感性分析来评估关键输入参数的变化对由低血糖引起的成本的影响,即通过:①使用基于中国糖尿病患病率系统综述的糖尿病患病率数据[61],估算中国范围内因低血糖导致的年度额外住院费用总额,与中国成人糖尿病流行病学和控制调查[62]相比,该数据得出的糖尿病发生率更为保守;②假设严重低血糖的发生率为 1.3%[63],而不是 4.08%;③使用与低血糖相关住院费用的中位费用,而不是平均额外费用。

采用频率、百分比、平均值测算其影响,用标准差描述人口统计学信息和住院费用。分析中的住院费用为人均住院费用。如果患者多次住院就诊,则住院费用是该期间所有就诊的总费用。采用广义线性回归分析糖尿病患者住院费用的影响因素。考虑到医院成本呈高度偏态分布,使用 log10 转换其为因变量。自变量包括是否发生过低血糖事件、性别、年龄、婚姻状况、医疗保险和住院时间。

3.2 结 果

在我们的样本中,19.93%的糖尿病住院患者发生了低血糖事件。严重和非严重低血糖患者人数分别为 297 人和 1120 人。与非低血糖患者相比,低血糖患者在性别、年龄、婚姻状况和医疗保险方面差异无统计学意义($P>0.05$)。如表 4 所示,发生低血糖事件的糖尿病患者中,男性占 52.36%,年龄大于 60 岁的占 51.10%,单身的占 9.03%,只有 8.19%的人没有医疗保险。未发生低血糖事件的糖尿病患者中,男性占 47.80%,年龄大于 60 岁的占 42.75%,6.52%是单身,11.47%没有医疗保险。然而,低血糖患者的住院天数明显长于无低血糖患者(分别为 11.88±7.90 天与 8.65±4.87 天)。

图 3 显示,由低血糖引起的平均额外住院费用为 1377.70 美元,其中由严重低血糖引起的额外住院费用为 1875.89 美元,由非严重低血糖引起的额外住院费用为 1244.76 美元。严重低血糖患者的住院费用通常高于非严重低血糖患者。男性低血糖患者的总住院费用(3263.71 美元)高于女性患者(2752.11 美元),且远高于非低血糖患者(男性 1637.89 美元,女性 1647.54 美元)。严重低血糖男性患者(3538.78 美元)和女性患者(3498.13 美元)的住院费用分别高于非严重低血糖男性患者(3193.20 美元)和女性患者(2544.24 美元)。

表4　低血糖和无低血糖人群的基本特征

变量		严重低血糖		非严重低血糖		总计		无低血糖	
		数量/人	占比/%	数量/人	占比/%	数量/人	占比/%	数量/人	占比/%
性别	男	151	50.8	591	52.8	742	52.36	2721	47.80
	女	146	49.2	529	47.2	675	47.64	2972	52.20
年龄	18—30	57	19.2	87	7.8	144	10.16	474	8.33
	31—44	31	10.4	100	8.9	131	9.24	860	15.11
	45—59	76	25.6	342	30.5	418	29.50	1945	34.16
	60—74	108	36.4	444	39.6	552	38.96	1881	33.04
	≥75	25	8.4	147	13.1	172	12.14	553	9.71
婚姻状况	已婚	246	82.8	1043	93.1	1289	90.97	5322	93.48
	单身	51	17.2	77	6.9	128	9.03	371	6.52
医疗保险	无	32	10.8	84	7.5	116	8.19	653	11.47
	城镇居民医疗保险	93	31.3	308	27.5	401	28.30	1309	22.99
	城镇职工医疗保险	146	49.2	631	56.3	777	54.83	3274	57.51
	免费医疗	26	8.8	97	8.7	123	8.68	457	8.03
住院天数[a]		12.36±7.95		11.75±7.88		11.88±7.90		8.65±4.87	

注:a指有统计学意义。

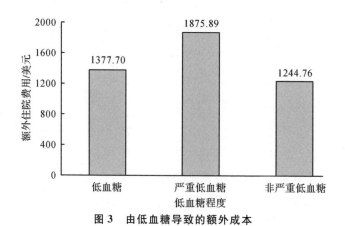

图3　由低血糖导致的额外成本

注:由低血糖引起的成本为平均额外住院费用。

不同性别、年龄和医疗保险的严重低血糖患者的住院费用明显高于非严重低血糖患者(见图4)。低血糖(包括严重低血糖和非严重低血糖)患者的额外住院费用主要是药费(33.4%),其次是材料费(21.6%)、治疗费(21.4%)和检查费(14.7%)。低血糖,尤其是严重低血糖引起的额外费用在60—75岁年龄组中最多。不同的医疗保险患者中,接受免费医疗服务的严重低血糖患者的额外费用最高。

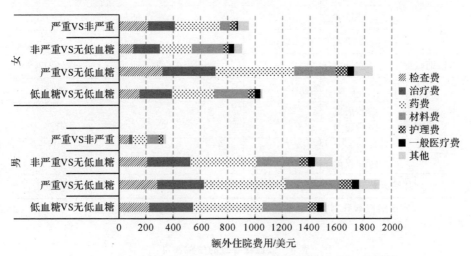

图4 由低血糖、非严重低血糖和严重低血糖导致的额外住院费用

糖尿病患者住院费用影响因素的回归结果如表5所示,其中低血糖患者的住院费用显著高于非低血糖患者($P<0.05$)。男性患者住院费用显著高于女性患者($P<0.05$);年龄较大、住院时间较长的患者的住院费用高于年龄较小、住院时间较短的患者($P<0.05$);免费医疗的患者的住院费用高于参保和未参保患者($P<0.05$)。

表6估计了我国因低血糖引起的总额外住院费用为6752万美元,其中由非严重低血糖引起的为5370万美元,由严重低血糖引起的为1382万美元。敏感性分析表明,糖尿病患病率、低血糖发生率和住院费用的变化对成本的估计存在一定的影响。

表5　糖尿病患者住院费用的影响因素[a]

变量		B	95%CI	P
低血糖		0.073	(0.060,0.086)	0.000
性别	男	0.016	(0.005,0.026)	0.003
年龄	<30 岁	−0.199	(−0.231,−0.168)	0.000
	30—44 岁	−0.143	(−0.165,−0.122)	0.000
	45—59 岁	−0.070	(−0.088,−0.051)	0.000
	60—75 岁	−0.026	(−0.044,−0.008)	0.005
婚姻状况	已婚	0.019	(−0.011,0.050)	0.214
医疗保险	无	−0.087	(−0.111,−0.064)	0.000
	城镇居民医疗保险	−0.037	(−0.057,−0.016)	0.000
	城镇职工医疗保险	−0.002	(−0.021,0.017)	0.860
住院天数		0.033	(0.032,0.034)	0.000

注:a 表示对照组分别为非低血糖,女性,75 岁以上,单身和免费医疗。

表6　低血糖导致的住院费用

变量	基线/万美元	敏感性分析		
		糖尿病患病率/%	低血糖发生率/%	成本/万美元
低血糖	6752	63.44	67.52	4999
非严重低血糖	5370	50.45	63.12	3976
严重低血糖	1382	12.98	4.40	1023

3.3　讨　论

我们发现,本部分样本中非严重低血糖的患病率(15.85%)高于严重低血糖的发生率(4.08%),但低血糖尤其是非严重低血糖的发生率低于其他一些研究。[64]这主要是由于我们研究中的样本是在医院中接受医生和护士专业护理的住院患者,并不包括在家中自行治疗的糖尿病患者。根据我们的估计,低血糖糖尿病患者的住院费用(3020.61 美元)比非低血糖患者(1642.91

美元)高 83.86％,可能与发生低血糖事件的患者更有可能去医院就诊、损失工作时间更长等有关,这一结果与之前的研究一致。[65-66]例如,在美国的一项研究中,与无低血糖事件的患者相比,发生低血糖事件的患者在一年内与糖尿病相关的医疗费用增加了 71％。[65]其他研究也表明,糖尿病患者发生低血糖事件使住院时间增加了一倍多,住院费用增加了近四分之一。[66]在我们的研究中,严重低血糖患者的住院费用(3518.80 美元)高于非严重低血糖患者(2887.67 美元),这反映了严重低血糖患者可能会更多地使用药物、材料和护理等资源。

由于严重程度、住院时间、患者数量、服务质量和护理范围的不同,由低血糖引起的费用在不同的医疗系统中各不相同。在美国,由低血糖引起的经济成本估计为每年 9 亿美元,而需要医生协助的严重低血糖引起的直接成本为每次 1161 美元。[67]在意大利,由低血糖引起的次平均费用为 1911 欧元(2175 美元),由严重低血糖引起的年总费用估计为 2300 万欧元(2610 万美元),主要为住院期间发生的费用。[68]由低血糖引起的住院费用在德国为每次3023—3298 欧元(3440—3753 美元),而在西班牙仅为每次 1400 欧元(1593美元)。[69-70]当然,在测算这些住院费用时,低估了低血糖患者的全部费用,因为间接成本即因工作日减少和糖尿病患者及其家属健康相关生活质量的降低而造成的经济损失,以及直接非医疗成本,如交通费用,都不包括在这些研究中。此外,大多数低血糖患者选择在家中接受治疗而不产生住院费用,也不包括在这些研究中。[67,69-71]

低血糖患者和非低血糖患者的住院费用差异主要是由于医院的药物和物质资源的使用造成的。这在一定程度上可以用医院中低血糖事件发生时的额外治疗方法来解释。例如,静脉注射葡萄糖等。此外,60—74 岁年龄组的重症患者和非重症患者之间的费用差异最大。原因是 60—74 岁的人更有可能患 2 型糖尿病,因此他们最有可能接受胰岛素治疗。与其他疗法相比,胰岛素治疗与低血糖发生率提高有关。与享有城镇职工医疗保险的患者相比,享有城镇居民医疗保险的低血糖患者通常会产生更高的额外住院费用。

由于低血糖给医疗保健系统带来了巨大的负担,因此能够减少医疗保健负担的预防策略将是非常重要的。例如,对糖尿病患者及其亲属进行教育是减少严重低血糖发作次数的基础。[72]对于糖尿病患者,尤其是胰岛素治疗患者,改善自我血糖监测对于预防和治疗低血糖非常重要。医生应定期复查糖尿病患者相关低血糖的体征和症状,特别是当他们的治疗与低血糖事件的发生高度相关时。此外,应考虑替代治疗方案的可用性。研究表明,全面评估合并症可降低低血糖的发生率,同时仔细选择老年患者的治疗方案对于控制低血糖非常重要。[73]

我们的研究有很多局限性。首先,我们使用住院数据来分析低血糖引起的住院费用。因此,在院前环境中成功治疗的低血糖患者未纳入分析。在评估由低血糖引起的成本时,还应关注非医院成本对糖尿病患者负担的影响。其次,我们只使用了一家医院的数据,应继续扩大样本量。最后,低血糖患者可能同时患有其他疾病,从而影响住院费用。由于 HIS 数据库的限制,我们无法获得糖尿病患者的其他健康状况。

参考文献

[1] WILD S, ROGLIC G, GREEN A, et al. Global prevalence of diabetes: estimates for the year 2000 and projections for 2030[J]. Diabetes care, 2004,27(5): 1047-1053.

[2] World Health Organization. Diabetes, fact sheet N_312. [EB/OL]. [2021-12-20]. www. who. int/mediacentre/factsheets/fs312/en/.

[3] BOMMER C, SAGALOVA V, HEESEMANN E, et al. Global economic burden of diabetes in adults: projections from 2015 to 2030[J]. Diabetes care, 2018,41(5):963-970.

[4] MARCHESINI G, VERONESE G, FORLANI G, Net al. The management of severe hypoglycemia by the emergency system: the hypothesis study [J]. Nutrition, metabolism & cardiovascular disease, 2014(24): 1181e8.

[5] MCCOY R G, VAN H H K, ZIEGENFUSS J Y, et al. Increased mortality of patients with diabetes reporting severe hypoglycemia[J]. Diabetes care, 2012, 35 (19): 1897-1901.

[6] MORALES J, SCHNEIDER D. Hypoglycemia[J]. The American journal of medicine, 2014(127): S17e24.

[7] ELWEN F R, HUSKINSON A, CLAPHAM L, et al. An observational study of

patient characteristics and mortality following hypoglycemia in the community[J].
BMJ open diabetes research & care, 2015,3(1): e000094.

[8] CRYER P. Hypoglycemia: still the limiting factor in the glycemic management of
diabetes[J]. Endocrine practice, 2008, 14(6): 750-756.

[9] JERMENDY G, Hungarian RECAP Group, ERDESZ D, et al. Outcomes of adding
second hypoglycemic drug after metformin monotherapy failure among type 2 diabetes
in hungary[J]. Health and quality of life outcomes, 2008(6): 88.

[10] MILLER C D, PHILLIPS L S, ZIEMER D C, et al. Hypoglycemia in patients with
type 2 diabetes mellitus [J]. Archives of internal medicine, 2001, 161 (13):
1653-1659.

[11] STARGARDT T, GONDER-FREDERICK L, KROBOT K J. Fear of
hypoglycaemia: defining a minimum clinically important difference in patients with
type 2 diabetes[J]. Health qual life outcomes, 2009,7: 91.

[12] UK HYPOGLYCAEMIA STUDY GROUP. Risk of hypoglycaemia in types 1 and 2
diabetes: effects of treatment modalities and their duration[J]. Diabetologia, 2007,
50(6): 1140-1147.

[13] GAO W, CHEN D F. The influence of hypoglycemia and severe hypoglycemia for
risks of vascular events in old people with type 2 diabetes[J]. Chinese & foreign
medical research, 2016.

[14] GREEN A J, FOX K M, GRANDY S. Self-reported hypoglycemia and impact on
quality of life and depression among adults with type 2 diabetes mellitus[J]. Diabetes
research and clinical practice, 2012, 96(3): 313-318.

[15] LOPEZ J M, ANNUNZIATA K, BAILEY R A, et al. Impact of hypoglycemia on
patients with type 2 diabetes mellitus and their quality of life, work productivity, and
medication adherence[J]. Patient prefer adherence, 2014(8): 683-692.

[16] WILLIAMS S A, POLLACK M F. DIBONAVENTURA M. Effects of
hypoglycemia on health related quality of life, treatment satisfaction and healthcare
resource utilization in patients with type 2 diabetes mellitus[J]. Diabetes research and
clinical practice, 2011, 91(3): 363-370.

[17] WILLIAMS S A, SHI L, BRENNEMAN S K. The burden of hypoglycemia on
healthcare utilization, costs, and quality of life among type 2 diabetes mellitus

patients[J]. Journal of diabetes and its complications 2012，26(5)：399-406.

[18] JOHNSTON S S，CONNER C，AAGREN M，et al. Association between hypoglycemic events and fall-related fractures in Medicare-covered patients with type 2 diabetes[J]. Diabetes obesity & metabolism，2012，14(7)：634-643.

[19] MARCHESINI G，VERONESE G，FORLANI G，et al. The management of severe hypoglycemia by the emergency system：the hypothesls study［J］. Nutrition，metabolism & cardiovascular disease，2014,24(11)：1181-1188.

[20] WHITMER R A，KARTER A J，YAFFE K，et al. Hypoglycemic episodes and risk of dementia in older patients with type 2 diabetes mellitus［J］. JAMA，2009,301 (15)：1565-1572.

[21] FOOS V，VAROL N，CURTIS B H，et al. Economic impact of severe and non-severe hypoglycemia in patients with type 1 and type 2 diabetes in the United States ［J］. Journal of medical economics，2015，18(6)：1-39.

[22] XU J，WANG J，WIMO A，et al. The economic burden of dementia in China，1990-2030：implications for health policy[J]. Bulletin of the World Health Organization，2017，95(1)：18.

[23] JÖNSSON L，BOLINDER B，LUNDKVIST J. Cost of hypoglycemia in patients with type 2 diabetes in Sweden[J]. Value in health，2006，9(3)：193-198.

[24] GELLER A I，SHEHAB N，LOVEGROVE M C，et al. National estimates of insulin-related hypoglycemia and errors leading to emergency department visits and hospitalizations[J]. JAMA internal medicine，2014，174(5)：678-686 .

[25] MARCHESINI G，VERONESE G，FORLANI G，et al. The management of severe hypoglycemia by the emergency system：the hypothesis study［J］. Nutrition，metabolism & cardiovascular disease，2014，24 (11)：1181-1188.

[26] HAYEK A A，ROBERT A A，BRAHAM R B，et al. Predictive risk factors for fear of hypoglycemia and anxiety-related emotional disorders among adolescents with type 1 diabetes[J]. Medical principles and practice，2015，24(3)：222-230.

[27] HARRIS S B，LEITER L A，YALE J，et al. Out-of-pocket costs of managing hyperglycemia and hypoglycemia in patients with type 1 diabetes and insulin-treated type 2 diabetes[J]. Canadian journal of diabetes，2007，31(1)：25-33.

[28] VERONESE G，MARCHESINI G，FORLANI G，et al. Costs associated with

emergency care and hospitalization for severe hypoglycemia[J]. Nutrition metabolism & cardiovascular diseases, 2016, 26(4): 345-351.

[29] GIORDA C B, ROSSI M C, OZZELLO O, et al. Healthcare resource use, direct and indirect costs of hypoglycemia in type 1 and type 2 diabetes, and nationwide projections: results of the HYPOS-1 study [J]. Nutrition metabolism & cardiovascular diseases, 2016, 27(3): 209.

[30] PAWASKAR M, IGLAY K, WITT E A, et al. Impact of the severity of hypoglycemia on health-related quality of life, productivity, resource use, and costs among US patients with type 2 diabetes[J]. Journal of diabetes and its complications, 2018, 32(5):451-457.

[31] O'REILLY D J, BURKE N, TARRIDE J E, et al. Direct healthcare costs and productivity costs associated with hypoglycemia in the canadian hypoglycemia assessment tool program[J]. Canadian journal of diabetes. 2018, 42(6):659-663.

[32] BULLANO M F, AL-ZAKWANI I S, FISHER M D, et al. Differences in hypoglycemia event rates and associated cost-consequence in patients initiated on long-acting and intermediate-acting insulin products [J]. Current medical research & opinion, 2004, 7(3): 291-298.

[33] GOYAL1 R K, SURA S D, MEHTA H B. Direct medical costs of hypoglycemia hospitalizations in the United States [EB/OL]. [2021-12-20]. http://www.valueinhealthjournal. com/article/S1098-3015(17)30896-3/pdf.

[34] CURKENDALL S M, ZHANG B, OH K S, et al. Incidence and cost of hypoglycemia among patients with type 2 diabetes in the United States: analysis of a health insurance database[J]. Journal of clinical outcomes management, 2011, 18 (10): 455-462.

[35] RAJU A, SHETTY S, CAI B, et al. Hypoglycemia incidence rates and associated health care costs in patients with type 2 diabetes mellitus treated with second-line linagliptin or sulfonylurea after metformin monotherapy[J]. Journal of managed care & specialty pharmacy, 2016, 22(5): 483.

[36] BRON M, MARYNCHENKO M, YANG H, et al. Hypoglycemia, treatment discontinuation, and costs in patients with type 2 diabetes mellitus on oral antidiabetic drugs[J]. Postgraduate medicine, 2012, 124(1): 124-132.

[37] FABUNMI R, NIELSEN L L, QUIMBO R, et al. Patient characteristics, drug adherence patterns, and hypoglycemia costs for patients with type 2 diabetes mellitus newly initiated on exenatide or insulin glargine[J]. Current medical research & opinion, 2009,25(3):777-786.

[38] GANZ M L, WINTFELD N S, LI Q, et al. Severe hypoglycemia rates and associated costs among type 2 diabetics starting basal insulin therapy in the United States[J]. Current medical research & opinion, 2014, 30(10): 1991-2000.

[39] BASU S, BERKOWITZ S A, SELIGMAN H. The monthly cycle of hypoglycemia [J]. Medical care, 2017, 55(7):639-645.

[40] ZHAO Y, SHI Q, WANG Y, et al. Economic burden of hypoglycemia: utilization of emergency department and outpatient services in the United States (2005-2009)[J]. Journal of medical economics, 2016, 19(9): 852-857.

[41] WILLIAMS S A, SHI L, BRENNEMAN S K, et al. The burden of hypoglycemia on healthcare utilization, costs, and quality of life among type 2 diabetes mellitus patients[J]. Journal of diabetes & its complications, 2012, 26(5): 399-406.

[42] ALEMAYEHU B, LIU J, RAJPATHAK S, et al. Healthcare resource use and associated costs of hypoglycemia in patients with type 2 diabetes prescribed sulfonylureas[J]. Journal of diabetes & its complications. 2017, 31(11).

[43] DALAL M R, KAZEMI M, YE F, et al. Hypoglycemia after initiation of basal insulin in patients with type 2 diabetes in the United States: implications for treatment discontinuation and healthcare costs and utilization[J]. Advances in therapy. 2017, 34(9): 1-10.

[44] HOLBROOK T, TANG Y, DAS R, et al. Direct medical costs of severe hypoglycaemic events in patients with type 2 diabetes in England: a retrospective database study[J]. International journal of clinical practice, 2017, 71(6).

[45] LYNGSIE P J, LOPES S, OLSEN J. Incidence and cost of hypoglycemic events requiring medical assistance in a hospital setting in Denmark[J]. Journal of comparative effectiveness research, 2016, 5(3): 239-247.

[46] BARRANCO R J, GOMEZPERALTA F, ABREU C, et al. Incidence and care-related costs of severe hypoglycemia requiring emergency treatment in Andalusia (Spain): the PAUEPAD project[J]. Diabetic medicine, 2015, 32(11): 1520-1526.

［47］ RHEE S Y, HONG S M, CHON S, et al. Hypoglycemia and medical expenses in patients with type 2 diabetes mellitus: an analysis based on the Korea National Diabetes Program cohort[J]. Plos one, 2016, 11(2): e0148630.

［48］ LAIRES P A, CONCEIÇÃO J, ARAÚJO F, et al. The cost of managing severe hypoglycemic episodes in type 2 diabetic patients ［J］. Expert review of pharmacoeconomics & outcomes research, 2015, 16(2): 1.

［49］ ZHENG Y M, WU J, XIE K. Study on incidence and cost of hypoglycemia in patients with type 2 diabetes[J]. Chinese rural health service administration, 2012, 32 (11): 1195-1198.

［50］ MA L L, GUAN X D, LI H, et al. Insulin treatment of hypoglycemia and economic burden in diabetic patients[J]. China journal of pharmaceutical economics. 2016, 11 (8).

［51］ ALLEN K V, FRIER B M. Nocturnal hypoglycemia: clinical manifestations and therapeutic strategies toward prevention ［J］. Endocrine practice, 2003, 9 (6): 530-543.

［52］ VENEMAN T, MITRAKOU A, MOKAN M, et al. Induction of hypoglycemia unawareness by asymptomatic nocturnal hypoglycemia ［J］. Diabetes, 1993, 42 (9): 1233.

［53］ HELLER S, CHAPMAN J, MCCLOUD J, et al. Unreliability of reports of hypoglycemia by diabetic patients[J]. BMJ, 1995, 311(7009): 879.

［54］ XU J, WANG J, WIMO A, et al. The economic burden of mental disorders in China, 2005-2013: implications for health policy[J]. BMC psychiatry, 2016, 16(1): 137.

［55］ QUILLIAM B J, SIMEONE J C, OZBAY A B, et al. The incidence and costs of hypoglycemia in type 2 diabetes[J]. The American journal of managed care, 2011, 17 (10): 673-680.

［56］ RAJU A, SHETTY S, CAI B, et al. Hypoglycemia incidence rates and associated health care costs in patients with type 2 diabetes mellitus treated with second-line linagliptin or sulfonylurea after metformin monotherapy[J]. Journal of managed care & specialty pharmacy, 2016, 22(5): 483-492.

［57］ KHUNTI K, DAVIES M, MAJEED A, et al. Hypoglycemia and risk of cardiovascular disease and all-cause mortality in insulin-treated people with type 1 and type 2 diabetes: a cohort study[J]. Diabetes care, 2015, 38(2): 316-322.

［58］BRENNAN V K，COLOSIA A D，COPLEYMERRIMAN C，et al．Incremental costs associated with myocardial infarction and stroke in patients with type 2 diabetes mellitus：an overview for economic modeling［J］．Journal of medical economics，2014，17(7)：469-480．

［59］MCCOY R G，VAN HOUTEN H K，ZIEGENFUSS J Y，et al．Increased mortality of patients with diabetes reporting severe hypoglycemia［J］．Diabetes care，2012，35(9)：1897．

［60］L A DONNELLY ，A D MORRIS，B M FRIER．Frequency and predictors of hypoglycaemia in type 1 and insulin-treated type 2 diabetes：a population-based study ［J］．Diabet med，2005，22(6)：749-755．

［61］WANG L，GAO P，ZHANG M，et al．Prevalence and ethnic pattern of diabetes and prediabetes in China in 2013［J］．JAMA，2017，317(24)：2515．

［62］NING G，BI Y F．The epidemic and control status of adult diabetes mellitus in China．Nutrition and complications of diabetes mellitus［C］．Proceedings of the 16th Annual Conference of Danone Nutrition Center，2013．

［63］MA L L，GUAN X D，LI H，et al．The incidence and economic burden of hypoglycaemia episode in patients on insulin therapy ［J］．China journal of pharmaceutical economics，2016，11(8)：7-10．

［64］EDRIDGE C L，DUNKLEY A J，BODICOAT D H，et al．Prevalence and incidence of hypoglycaemia in 532,542 people with type 2 diabetes on oral therapies and insulin：a systematic review and meta-analysis of population based studies［J］．Plos one．2015，10(6)：e0126427．

［65］WILLIAMS S A，SHI L，BRENNEMAN S K，et al．The burden of hypoglycaemia on healthcare utilization，costs，and quality of life among type 2 diabetes mellitus patients［J］．Journal of diabetes and its complications，2012(26)：399-406．

［66］KHALID J M，RALUY-CALLADO M，CURTIS B H，et al．Rates and risk of hospitalisation among patients with type 2 diabetes：retrospective cohort study using the UK general practice research database linked to English hospital episode statistics ［J］．International journal of clinical practice，2014，68(1)：40-48．

［67］SAMUEL S，GOSWAMI D，SHUM K，et al．A model of mild hypoglycaemia［J］．Current medical research opinion ，2015,31(4)：633-641．

[68] VERONESE G, MARCHESINI G, FORLANI G, et al. Costs associated with emergency care and hospitalization for severe hypoglycaemia [J]. Nutrition, metabolism & cardiovascular diseases, 2016(26): 345-351.

[69] BARRANCO R J, GOMEZ-PERALTA F, ABREU C, et al. Incidence and care-related costs of severe hypoglycaemia requiring emergency treatment in Andalusia (Spain): the PAUEPAD project[J]. Diabetic medicine, 2015(32): 1520-1526.

[70] HAMMER M, LAMMERT M, MEJÍAS SM, et al. Costs of managing severe hypoglycaemia in three European countries[J]. Journal of medical economics, 2009 (12): 281-290.

[71] FOOS V, VAROL N, CURTIS B H, et al. Economic impact of severe and non-severe hypoglycaemia in patients with type 1 and type 2 diabetes in the United States [J]. Journal of medical economics , 2015(18): 420-432.

[72] LIAM DAVENPORT. The unseen costs of hypoglycaemia in diabetes[EB/OL]. (2015-03-24)[2021-12-20]. https://www. medscape. com/viewarticle/841936.

[73] LAMOUNIER R N, ERMETICE M N, GRICIUNAS F, et al. Costs of managing hypoglycaemias among insulin-treated patients with diabetes: results from the hat study in Brazil[J]. Value in health, 2017, 20(9): A920-A921.

分级诊疗对糖尿病患者服务利用和就诊费用的影响研究

1 研究背景

作为重要的健康问题之一,糖尿病的患者数量及其患病率在全球范围内不断增长,尤其是在低收入和中等收入国家。国际糖尿病联盟(International Diabetes Federation,IDF)报告称,2019 年有 4.63 亿成年人,即每 11 个成年人(20—79 岁)中就有 1 人患糖尿病[1],全球卫生支出的 10%,即 7600 亿美元,用于治疗糖尿病和糖尿病相关疾病[1-2]。2019 年,中国与其他国家相比,有最多的成人糖尿病患者,约 1.164 亿人,大量未确诊的糖尿病患者,可能高达 6500 万人,同时 15.5%的中国成人处于糖尿病前期。[2-4]2017 年,因糖尿病及其并发症死亡的人数占中国总死亡人数的 1.47%,占总残疾生存年数(Years Lived with Disability, YLDs)的 4.56%,占残疾调整生命年数的 2.69%。[2]中国糖尿病卫生支出从 1993 年的 2.5 亿美元(占国内生产总值的 0.07%)增加到 2019 年的 1090 亿美元(或占 GDP 的 0.79%)。[1,5]这些数据表明,糖尿病的诊断、预防和管理是中国卫生系统面临的紧迫挑战。

中国目前的医疗体系分为三级:基层医院机构、二级医院和三级医院。[6-7]公共卫生专业人员的任务是提供预防保健、基本保健和康复服务,包括乡镇卫生院和社区卫生服务中心在内的基层卫生机构,主要对包括糖尿病在内的慢性病进行日常管理(包括药物治疗、随访和健康教育)。二级医院通常为附属于中等城市、县或区级的医院,一般有 100—500 张床位,为住院患者提供全面的健康服务(包括检查、药物治疗)。三级医院一般拥有 500 张以上的床位,负责向多个地区提供复杂的专科医疗服务(如治疗具有多种并发症的复杂难治性糖尿病患者)。每一级医疗机构独立运作,某些层面存在相互竞争的关系。鉴于患者对基层医疗技术和护理的信心不足,许多患者经常就简单的健康问题和常规的慢性疾病诊断与治疗问题而前往二级和三级医院[3],无形中浪费了高水平的医疗资源,同时增加了患者对"看病贵、看病难"的抱怨[8-9],这可能导致患者对卫生系统相对较低的满意度[10-12]。

在此背景下,中国于 2015 年开始实施分级诊疗制度,旨在最大限度地提高卫生资源的使用效率,减轻患者的经济负担,并将患者的医疗选择转移到卫生系统的适当级别。在理想的分级医疗体系中,患者根据疾病的缓急到适当级别的医院就医。在社区层面提供基本医疗服务,并特别为康复住院病人设立住院部,以缓解上级医院床位短缺的问题,这也是中国医疗改革中提供分级诊疗的"双向转诊"制度的内容之一。有证据表明,低级别医院提供医疗服务的能力薄弱和患者对高级别医院的偏好是分级医疗体系的主要障碍。[13-14]目前,有两种主要策略用来改变患者的医疗保健选择,特别是吸引患者使用基本医疗服务,以减轻患者和卫生系统的经济负担:第一,提高基层医疗机构的卫生保健质量,特别是公共卫生服务的质量。[15]政府大幅增加对公共卫生信息系统的财政投入,从 2013 年的 1059 亿元(148 亿美元)增加到2017 年的 1808 亿元(253 亿美元),年均增长 14.3%,而二、三级医院的增长率才为 9.1%。在公共卫生信息系统方面增加的投资主要集中用于技术培训、购买设施设备等。[16]第二,改变不同级别医院住院费用报销比例,调整保险报销率,使基层医疗机构的费用报销比例高于二级和三级医院[17-18],鼓励有常见健康问题的患者在基层医疗机构寻求医疗服务,从而降低诊疗费、优化卫生系统的资源配置[19]。

事实上,许多国家已经进行了相关的医疗改革,鼓励将常见病的住院治疗转变为基层医疗机构的保健,以控制不断上涨的医疗成本,减少不必要的转诊住院服务。[17,20-23]目前的部分研究表明这些干预措施降低了住院医疗的利用率[24],也有研究表明对于不太复杂的治疗,基层医疗机构的诊疗并没有显示出较低的医疗成本。[25-26]

2015 年,糖尿病治疗和管理被选为中国实施分级诊疗制度改革的试点。[18]据世界卫生组织分析,65%—80%的 2 型糖尿病患者病情稳定,仅需要较低级别的基层医疗机构提供维持治疗和自我管理,而其他 15%左右的糖尿病患者为中危患者,5%左右为高危患者,他们需要在二、三级医院接受更复杂的糖尿病治疗。[19]调整医疗保险报销率的策略旨在将患者从高成本的二级和三级医院转移到低成本的基层医疗机构,但目前国内尚无大样本的相关研究。在此背景下,为了评估中国分级医疗制度的实施情况,我们分析了住院费用报销份额(各级医院医保费用占所有医院医保费用总额的百分比),以及各级医院的就诊次数等。成功的分级医疗制度将增加医院就诊次数,降低自付费用,并增加较低级别医院相对于较高级别医院的报销份额。在目前分级诊疗的目标方面,最好的结果是降低平均住院费用,提高基层医疗机构的报销率,并减少二级、三级医院就诊费用所占的份额。

2 研究方法

2.1 数据来源

2015—2017 年,我们从山东省收集了糖尿病患者的就诊数据,在删除数据缺失的样本后,总样本包括 9118518 名糖尿病门诊患者和 622739 名糖尿病住院患者。数据包括糖尿病患者的社会人口学特征(性别、年龄和居住城市),基于国际疾病分类(ICD-10)的临床糖尿病诊断、医疗保险类型、医院就诊次数、医院级别(基层医疗机构、二级医院和三级医院)、住院费用、自付费用、医保报销比例(医保报销金额占总费用的百分比)和报销份额(机构医保报销金额占所有医院报销总额的百分比)。在此以人均收入为标准,将居住城市划分为低、中、高 3 个等级。鉴于中国 2 种基本医疗保险制度覆盖了95%以上的人口[27],医保数据库中记录的患者几乎包括了研究期间所有的糖尿病门诊和住院患者。

2.2 数据分析

我们从患者和卫生系统 2 个角度分析针对糖尿病患者的卫生服务行为,以住院医疗费用、门诊医疗费用、报销份额和医保报销比例、就诊份额为衡量指标。从患者角度来看,最优的卫生服务寻求行为是每年平均就诊次数较多、住院和门诊时的自付费用较低、各级医院的报销比例较高。从卫生系统的角度来看,其目的是鼓励在费用较低、报销比例较高和就诊次数较少的医疗机构使用卫生服务。[28]

频率和百分比用于描述社会人口学特征和医院就诊次数,平均值用于描述医疗费用(包括医保报销费用和自付费用)。所有成本转换为 2020 年 5 月的美元(US $)价值,即 1 元人民币相当于 0.1402 美元。采用二元 Logistic 回归分析糖尿病患者就诊于基层医疗机构或二、三级医院的影响因素。自变量包括性别、年龄、医疗保险类型、居住城市、收入水平和就诊年份。采用 SPSS 22.0 软件(SPSS Inc., Chicago, USA)对所有数据进行分析,当 $P<0.05$ 为差异有统计学意义。

3 研究结果

3.1 糖尿病患者的社会人口学特征

表 1 显示,2015—2017 年间,糖尿病门诊患者从 2555472 人增至 3414741 人,住院患者从 189972 人增至 218343 人。如表 1 所示,门诊患者中男性占 50.48%,住院患者中男性占 46.18%;60 岁以下住院患者占 40.06%,门诊患者占 32.28%;城乡居民医保患者占门诊患者的 36.16%,占住院患者的 57.75%。

表 1　糖尿病患者的基本特征

变量		门诊		住院	
		人数/人	占比/%	人数/人	占比/%
性别	男	4603446	50.48	287596	46.18
	女	4361484	47.83	327741	52.63
	缺失	153588	1.68	7402	1.19
年龄	≤30 岁	42595	0.48	10685	1.75
	31—40 岁	116006	1.29	26395	4.32
	41—50 岁	635607	7.09	60637	9.93
	51—60 岁	2100101	23.42	146953	24.06
	61—70 岁	3397362	37.89	202185	33.10
	≥71 岁	2675691	29.84	163991	26.85
医疗保险	城乡居民医疗保险	3297188	36.16	359611	57.75
	城镇职工医疗保险	5821330	63.84	263128	42.25

变量		门诊		住院	
		人数/人	占比/%	人数/人	占比/%
城市水平	高	3964415	43.48	233693	38.03
	中	2741083	30.06	186154	30.29
	低	2413020	26.46	194659	31.68
年份	2015	2555472	28.03	189972	30.51
	2016	3148305	34.53	214424	34.43
	2017	3414741	37.45	218343	35.06

3.2　住院费用、自付费用和医保报销比例

图 1 显示,基层卫生机构的平均门诊和住院费用及自付费用均低于二、三级医院。2015—2017 年,所有医院的每人年均门诊费用都略有下降,基层医疗机构从 379.90 元(53.26 美元)降至 331.23 元(46.44 美元);二级医院从 453.31 元(63.55 美元)降至 399.56 元(56.02 美元);三级医院从 515.58 元(72.28 美元)降至 448.77 元(62.92 美元)。与二级医院(25.50 美元降至 24.23 美元)和三级医院(25.09 美元降至 24.21 美元)相比,基层医疗机构的每次自付费用下降幅度(21.67 美元降至 18.70 美元)更大。不同级别医院的门诊费用报销比例略有下降,但三级医院的门诊费用报销比例最高(62.83%—58.32%)。

基层医疗机构的住院费用略有下降,从 3863.40 元(541.65 美元)每次降至 3368.08 元(472.20 美元)每次,二级医院从 7149.84 元(1002.41 美元)每次降至 6768.34 元(948.92 美元)每次,三级医院从 10425.08 元(1461.60 美元)每次降到 8955.26 元(1255.53 美元)每次。三级医院的医保报销比例最高,但糖尿病患者的住院费用占总住院费用的比例有所下降(72.32%—69.40%),二级医院(62.62%—63.52%)和三级医院(58.56%—58.50%)基本保持不变。2015—2017 年,糖尿病住院患者的自付费用略有下降,基层医疗机构中糖尿病住院患者的自付费用最低(141.41 至 138.33 美元每次),其他依次是二级医院(340.96 至 322.10 美元每次)和三级医院(526.15 美元至 487.31 美元每次)。

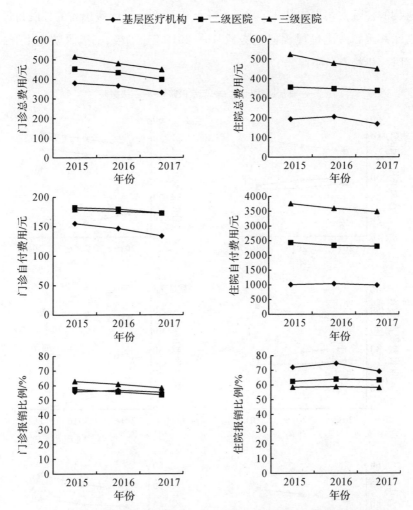

图1 不同级别医疗机构糖尿病患者的就诊总费用、自付费用和报销比例

图2显示,二级医院门诊费用占所有级别医院门诊费用的比例最高,从2015年的43.15%上升到2017年的49.62%。2015—2017年,糖尿病患者在基层医疗机构(29.81%至26.23%)和三级医院(27.04%至24.16%)的总门诊费用在医院总成本中的份额略有下降。自付费用占医院总费用的比例和报销比例方面,基层医疗机构和三级医院有所下降,二级医院有所上升。就糖尿病住院患者而言,2015—2017年,二级医院的住院费用占比从47.05%上升至53.76%,三级医院的住院费用占比从40.87%上升至45.59%,而基层医

疗机构的住院费用占比从 12.08％下降至 0.65％。糖尿病患者的住院自付费用占比和报销占比呈现相似趋势,2015—2017 年,二级、三级医院均上升,而基层医疗机构有所下降。

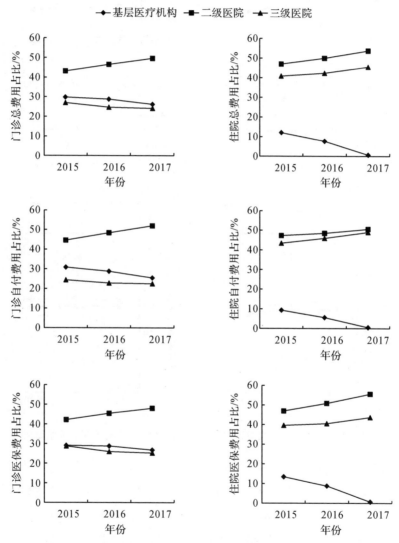

图 2 不同级别医疗机构总费用、自付费用和医保费用所占比例

3.3 入院次数

图 3 显示了糖尿病门诊患者和住院患者的平均就诊次数。在所有医院级别中,门诊次数均有所增加,三级医院的糖尿病患者的平均就诊次数最高,其他依次是基层医疗机构(从 2015 年的 14.28 次上升至 2017 年的 15.01 次)和二级医院(从 2015 年的 11.73 次上升到 2017 年的 12.53 次)。就住院病人而言,2015 年和 2017 年,各级医院的平均就诊次数均有所下降,其中三级医院的下降幅度最大(2015 年为 2.19 次,2017 年为 2.02 次),其他依次是二级医院(2015 年为 1.46 次,2017 年为 1.36 次)和基层医疗机构(2015 年为 1.28 次,2017 年为 1.17 次)。

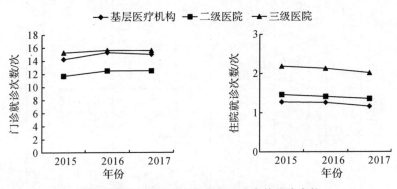

图 3　不同级别医疗机构糖尿病患者的就诊次数

3.4 糖尿病患者就诊的影响因素分析

表 2 显示了糖尿病患者是否在基层医疗机构和二、三级医院寻求卫生服务的影响因素。女性和老年患者更有可能在基层医疗机构寻求门诊和住院服务($P<0.05$)。城镇职工基本医疗保险患者倾向于使用基层医疗机构的门诊服务,而对于住院服务,则其更倾向于选择更高级别的医院($P<0.05$)。2015—2017 年,无论是门诊还是住院,糖尿病患者对上级医院服务的利用明显多于对基层医疗机构服务的利用($P<0.05$)。

表2 糖尿病患者是否在基层医疗机构就诊的影响因素

变量		门诊 B	门诊 X^2	门诊 P	门诊 OR	门诊 95%CI	门诊 Dy/dx	住院 B	住院 X^2	住院 P	住院 OR	住院 95%CI	住院 Dy/dx
性别	女	0.021	5.213	0.022	1.021	(1.003—1.039)	0.00297	0.003	4.052	0.0441	1.003	(1.000—1.006)	0.00355
	男（对照）												
年龄	≥71岁	2.803	1105.012	<0.001	16.493	(13.980—19.457)	0.04716	1.240	7981.674	<0.001	3.457	(3.364—3.552)	0.02518
	61—70岁	2.562	923.347	<0.001	12.961	(10.987—15.289)		1.226	7816.118	<0.001	3.408	(3.317—3.502)	
	51—60岁	1.858	481.460	<0.001	6.411	(5.430—7.568)		1.076	5988.648	<0.001	2.933	(2.854—3.014)	
	41—50岁	1.499	302.910	<0.001	4.476	(3.781—5.299)		0.960	4639.511	<0.001	2.612	(2.541—2.685)	
	31—40岁	0.935	104.026	<0.001	2.546	(2.127—3.047)		0.646	1753.672	<0.001	1.908	(1.851—1.966)	
	≤30岁（对照）												
医疗保险	城镇职工医疗保险	−0.801	6760.997	<0.001	0.449	(0.440—0.457)	−0.08254	0.015	91.826	<0.001	1.015	(1.012—1.018)	0.00396
	城乡居民医疗保险（对照）												
城市水平	低	0.006	0.319	0.572	1.006	(0.985—1.028)	−0.00013	0.632	133362.722	<0.001	1.881	(1.874—1.887)	−0.08249
	中	0.462	1912.687	<0.001	1.587	(1.554—1.620)		−0.222	13028.522	<0.001	0.801	(0.798—0.804)	
	高（对照）												
年份	2017	−2.984	20514.881	<0.001	0.051	(0.049—0.053)	−0.11241	−0.249	19881.224	<0.001	0.779	(0.777—0.782)	−0.02795
	2016	−0.665	5555.464	<0.001	0.514	(0.505—0.523)		−0.109	3729.745	<0.001	0.897	(0.894—0.900)	
	2015（对照）												

4 讨 论

分级医疗制度已成为许多国家组织卫生服务提供时的基本制度。[29-31]在我国,基层医疗机构的平均门诊费用、平均住院费用和平均自付费用均低于二、三级医院,这与之前的研究一致。[32]从卫生服务的角度来看,患者更倾向于选择费用最低的服务提供者,即分级医疗制度变化前后的基层医疗机构,并且与二、三级医院相比,基层医疗机构拥有最大的就诊次数和就诊份额。从大部分糖尿病患者的角度来看,基层医疗机构应该是首选,因为在这里其自付费用最低,让病人承担的经济负担低于二级医院和三级医院。为了实现将患者从高成本的二级医院和三级医院转移到低成本的基层医疗机构的目标,医疗成本和自付费用应在基层医疗机构中下降得更快,基层医疗机构在医疗费用中所占的份额应该增大,并且基层医疗机构的就诊数量和份额比二级医院和三级医院增长应该更快。[33]如图1所示,基层医疗机构的门诊自付费用确实比更高级别的医院下降得更快,基层医疗机构的年下降率为13.7%,显著高于二级医院(5.0%)和三级医院(3.5%)。但在住院患者中,基层医疗机构的自付费用下降得最少(2.2%),其他依次是二级医院(5.5%)和三级医院(7.4%),与分级医疗制度改革的目标相反。以医院费用份额和就诊份额衡量,图2和图3显示,2015—2017年间,糖尿病患者没有向基层医疗机构转移,二级医院在门诊总费用中所占份额的增长率上升了15.0%,而基层医疗机构在门诊总费用中所占份额的增长率下降了12.0%,这与分级医疗制度改革的目标相反。对于住院患者,医疗成本和自付费用份额的增加反映了住院患者在分级医疗制度下从基层医疗机构向二级和三级医院转移,这表明医疗改革没有实现潜在的成本节约。[34]2015—2017年间,基层医疗机构的平均门诊人次增长率(5.1%)与二级医院(6.8%)相差不大,平均住院人次方面,基层医疗机构(9.4%)、二级医院(7.5%)和三级医院(7.8%)的下降速度也相差不大。此外,回归系数显示,糖尿病门诊和住院患者越来越多地选择更高级别的医院,而不是基层医疗机构。

根据我们的数据结果,在医疗改革实施的前期,分级医疗制度并没有将患者从高成本的二级医院和三级医院转移到基层医疗机构。然而,在高收入国家(如爱沙尼亚),分级诊疗改革已经将一些门诊护理服务从二级医疗机构转移到初级医疗机构,特别是糖尿病患者的医疗保健利用率在基层医疗机构中提高,而在住院环境中下降。[28]这一转变主要是通过供应方的变化来调节的,包括引入家庭医生和在更高级医疗机构工作的护士及加强财政投入等。

虽然糖尿病可以通过标准化药物和基层管理得到控制,基层医疗机构非常适合大多数糖尿病患者的治疗,但我们的数据显示,糖尿病患者仍继续使用二级医院和三级医院的医疗服务,而不是到基层医疗机构就诊。在某种程度上,这可能是三级医院和二级医院向下转诊至基层医疗机构的做法并不成功,表明应制订更严格的转诊程序,以减轻更高级别医院的压力,并鼓励患者在基层医疗机构中进行糖尿病的护理。[35-37]上述的不成功,也许是因为患者发现不同级别医疗机构的价格差异太小,医疗系统可以考虑更强的价格信号,如高级别医院较高的诊费和治疗费或者较低的医保报销比例。更重要的是,患者可能不会只对价格信号做出反应,同时还需要对门诊患者和住院患者进行相关的宣讲,使其较多地利用基层医疗机构的服务,并在可能转诊到更高级别的卫生服务机构之前将基层医疗机构作为初级卫生评估的第一站,而不是最初就在更高级别的医院就诊。

Logistic回归分析结果显示,女性患者、老年患者和有城镇职工基本医疗保险的患者更有可能在基层医疗机构中寻求医疗服务。以往的研究也表明,与男性患者和年轻患者相比,女性患者和老年患者在基层医疗机构中使用初级医疗保健的概率更高。[28]分级医疗制度的进一步改革应鼓励目前在二级医院和三级医院接受治疗的病情稳定糖尿病患者转向基层医疗机构。研究还发现,高级别医院和基层医疗机构的高质量护理服务方面的挑战仍然存在,这与我们的研究结果一致。[38]此外,关于利用基层医疗机构服务作为初级健康评估第一站的公众教育应侧重于低收入城市的年轻人和男性。

基于本文的发现,对政策制定者和研究者的启示如下:第一,考虑到糖尿病患者在不同级别医院的报销比例差异不明显,建议拉大不同级别医院的报销比例差异。此外,应根据所提供的保健服务而不是仅根据医院级别来调整报销差异。例如,对于基层医疗机构中病情稳定的常见慢性病的诊断和治疗,报销比例应明显高于需要在上一级医院治疗的严重急性疾病。第二,由于分级医疗改革下基层医疗机构的医疗利用率较低,迫切需要提高基层医疗机构的保健服务能力,特别是病例管理和康复护理能力,以吸引病情稳定的常见病患者,包括病情稳定的慢性糖尿病患者。第三,要加强各级医院之间的协作,医院之间的双向转诊渠道将促进病人向较低级别的医院转移。此外,有证据表明,由医生、护士、糖尿病教育者、营养师、病例与护理管理人员和药剂师组成的糖尿病护理协作团队能够有效地帮助患者安全有效地在分级医疗体系中进行健康管理。[39-40] 第四,基层医疗机构中以人为中心的护理将有助于提升患者对基层医疗机构的信任,也有助于患者将基层医疗机构的护理作为他们的首选。第五,进一步进行医疗保险措施调整,以区分不同级别医疗机构的报销比例,鼓励更多人接受基层医疗机构的服务。第六,考虑到 60 岁以下的糖尿病患者数量巨大,迫切需要制订策略来预防或延缓糖尿病的发生。

对于研究人员来说,尽管有大量的糖尿病患者被纳入研究,但未来的研究应该在更多的省份进一步探索分级诊疗的效果。而且糖尿病患者的就医行为可能与其他疾病患者的选择不同,这会限制针对糖尿病患者的治疗方案在中国卫生系统中的推广。由于影响医疗保险的变量有限,一些信息无法用于分析,如糖尿病患者的严重程度和合并症情况,这可能会影响患者对就诊机构的选择。同时,应进一步探讨中国分级诊疗中糖尿病合并相关疾病或不同严重程度患者的行为。而且我们的研究结果是基于 2015—2017 年的数据,后续可能需要更长的时间跨度来检验分级医疗改革的效果。

5. 结 论

对于糖尿病患者来说,在 2015 年引入分级医疗制度后,所有级别的医疗机构的住院费用和自付费用都有所下降。虽然基层医疗机构的门诊自付费用比更高级别的医院下降得更快(但不指住院病人),但这并没有导致更多的患者向基层医疗机构转移。无论是从总成本份额、自付费用和医保份额,还是从医保报销率的变化上看,在分级医疗制度实施初期,糖尿病患者的护理选择并没有转向基层医疗机构。二级医院的门诊病人及二级医院和三级医院的住院病人的费用在总费用中所占比例的上升也从侧面反映了基层医疗机构利用率的下降。提高糖尿病患者对基层医疗机构服务的使用,需要进一步推进分级医疗制度,包括利用医疗保险调节的杠杆作用,改善基层医疗机构的设施和人员质量,以进一步推动实现分级诊疗的目标。

参考文献

[1] INTERNATIONAL DIABETES FEDERATION. IDF diabetes atlas 9th edition 2019 [EB/OL]. [2012-12-20]. https://diabetesatlas. org/en/sections/demographic-and-geographic-outline. html.

[2] INSTITUTE FOR HEALTH METRICS AND EVALUATION[EB/OL]. [2021-12-20]. https://vizhub. healthdata. org/gbd-compare/.

[3] CHEN D S, WANG M W. Development and application of rodent models for type 2 diabetes[J]. Diabetes obesity & metabolism, 2005, 7(4):307-317.

[4] YANG W, LU J, WENG J, et al. Prevalence of diabetes among men and women in China[J]. The New England journal of medicine, 2010, 362(12): 1090-1101.

[5] HU H, SAWHNEY M, SHI L, et al. A systematic review of the direct economic burden of type 2 diabetes in China[J]. Diabetes therapy, 2015(6): 7-16.

[6] YAO Q, HAN X, MA X K, et al. Cloud-based hospital information system as a service for grassroots healthcare institutions[J]. Journal of medical systems, 2014, 38 (9):104.

[7] WU T Y, MAJEED A, KUO K N. An overview of the healthcare system in Taiwan [J]. London journal of primary. care, 2010,3(2): 115-119.

[8] ZHANG Y, FENG X. The relationship between job satisfaction, burnout, and turnover intention among physicians from urban state-owned medical institutions in Hubei, China: a cross-sectional study[J]. BMC health serv research, 2011,11: 235.

[9] LIU Y, ZHANG L, YANG H Q. Does the increase of the numbers of medical institutions can solve the problem of "difficult and expensive to see a doctor"? [J]. Medicine & philosophy, 2016.

[10] PAN J, LIU D, ALI S. Patient dissatisfaction in China: what matters[J]. Social science & medicine, 2015,143: 145-153.

[11] LIU Y, YUAN Z, LIU Y, et al. Changing community health service delivery in

economically less-developed rural areas in China: impact on service use and satisfaction[J]. BMJ open,2014,4(2):e004148.

[12] YAN Z, WAN D, LI L. Patient satisfaction in two Chinese provinces: rural and urban differences[J]. International journal for quality health care, 2011,23(4): 384-389.

[13] The Lancet. Health-care system transition in China[J]. Lancet, 2018, 391(10128): 1332.

[14] MENG Q, YUAN J, HOU Z Y. Service and function analysis of grassroots health institutions in China[J]. Health policy anal chin, 2009, 2(11):1-6.

[15] WANG Y G, LI S, JIE H. Hierarchical medical system based on big data and mobile internet: a new strategic choice in health care[J]. Jmir medical informatics, 2017, 5 (3): e22.

[16] Report on the distribution and use of financial medical and health funds[EB/OL]. [2021-12-20]. http://www. gov. cn/xinwen/2018-12/27/content_5352845. htm.

[17] LIU L, JOHNSON H L, COUSENS S, et al. Global, regional, and national causes of child mortality: an updated systematic analysis for 2010 with time trends since 2000[J]. Lancet, 2012,379(9832): 2151-2161.

[18] PAN J, HU J L, CUI H H. Capacity of primary hospitals for diabetes treatment in six Chinese provinces: a cross-sectional survey[J]. Lancet diabetes & endocrinology, 2016(4): S10.

[19] NATIONAL HEALTH COMMISSION of the People's Republic of China. China health statistics yearbook[M]. Beijing: China Union Medical University Press,2019.

[20] PORTER M E, LEE T H. The strategy that will fix healthcare[J]. Harv bus rev, 2013, 91(10): 50-70.

[21] VAN G E, EWOUT P D. Perennial health care reform - the long Dutch quest for cost control and quality improvement[J]. New England Journal of Medicine, 2015, 373 (10): 885-889.

[22] SCHÄFER W, KRONEMAN M, BOERMA W, et al. The Netherlands: health system review[J]. Health systems in transition, 2010, 12(1): 1-229.

[23] RIJKSOVERHEID. Naar beter betaalbare zorg. Rapport Taskforce Beheersing Zorguitgaven. [To more affordable care. Report Taskforce Control Healthcare

Expenditures.］Ministerie van Volksgezondheid，Welzijn en Sport；Den Haag：Rijksoverheid；2012.［In Dutch］.

［24］VLEK J F，VIERHOUT W P，KNOTTNERUS J A，et al. A randomised controlled trial of joint consultations with general practitioners and cardiologists in primary care ［J］. The British journal of general practice，2003，53(487)：108-112.

［25］BLACK M，LEESE B，GOSDEN T，et al. Specialist outreach clinics in general practice：what do they offer? ［J］. The British journal of general practice，1997，47 (422)：558-561.

［26］BOWLING A，BOND M. A national evaluation of specialists' clinics in primary care settings［J］. The British journal of general practice，2001，51(465)：264-269.

［27］PAN J，TIAN S，ZHOU Q，et al. Benefit distribution of social health insurance：evidence from china's urban resident basic medical insurance［J］. Health policy and planning，2016,31(7)：853-859.

［28］ATUN R，GUROL-URGANCI I，HONE T，et al. Shifting chronic disease management from hospitals to primary care in Estonian health system：analysis of national panel data［J］. Journal of global health，2016,6(2)：020701.

［29］GOLDFIELD N，GNANI S，MAJEED A. Primary care in the United States：profiling performance in primary care in the United States［J］. BMJ，2003,326 (7392)：744-747.

［30］PALMER G，REID B. Evaluation of the performance of diagnosis-related groups and similar casemix systems：methodological issues［J］. Health services management research，2001，14(2)：71-81.

［31］PETTOELLO-MANTOVANI M，NAMAZOVA-BARANOVA L，EHRICH J，et al. Integrating and rationalizing public healthcare services as a source of cost containment in times of economic crises［J］. Italian journal of pediatrics，2016(42)：18.

［32］WINPENNY E，CÉLINE MIANI，PITCHFORTH E，et al. Outpatient services and primary care：scoping review，substudies and international comparisons［J］. Health services and delivery research，2016，4(15)：1-290.

［33］QUANJEL T C C，STRUIJS J N，SPREEUWENBERG M D，et al. Shifting hospital care to primary care：an evaluation of cardiology care in a primary care setting in the Netherlands［J］. BMC family practice，2018，19(1)：55.

［34］DUSHEIKO M，GRAVELLE H，MARTIN S，et al. Does better disease management in primary care reduce hospital costs? evidence from English primary care［J］. Journal of health economics，2011,30(5)：919-932.

［35］XIANG L，LI N，LIU C，et al. Urban-rural disparity in utilization of preventive care services in China［J］. Medicine，2016(95)：e4783.

［36］WU D，LAM T P，LAM K F，et al. Health reforms in China：the public's choices for first-contact care in urban areas［J］. Family practice，2017,34(2)：194-200.

［37］CHEN Z. Launch of the health-care reform plan in China［J］. Lancet，2009,373 (9672)：1322-1324.

［38］WORLD BANK GROUP. The state of health care integration in Estonia：summary report Tallinn，Estonia：Estonian Health Insurance Fund（EHIF）［EB/OL］.［2021-12-20 ］. http：//www. haigekassa. ee/sites/default/files/Maailmapangauuring/summary_report_hk_2015. pdf.

［39］SIBBALD B，MCDONALD R，ROLAND M. Shifting care from hospitals to the community：a review of the evidence on quality and efficiency［J］. Journal of health services research & policy，2007，12(2)：110-117.

［40］ROGERS S. Inpatient care coordination for patients with diabetes［J］. Diabetes spectrum，2008，21(4)：272-275.

癌症相关经济费用的研究

1 研究背景

2018 年,《世界癌症报告》估计,当年有 1810 万新发癌症病例和 960 万癌症死亡病例。[1]全球近一半的新发癌症病例和超过一半的癌症死亡病例发生在亚洲。[1]作为亚洲最大的国家,中国是亚洲癌症患者最多的国家,中国的癌症相关死亡人数已超过欧洲。[1-2]非常值得关注的是,由于生活方式,特别是饮食、吸烟和饮酒、外部环境(包括空气污染)及癌症的遗传易感性的影响,癌症逐渐上升为年轻人和中年人死亡的主要原因。[3-5]例如,大约 50% 的新诊断为癌症的患者为 60 岁以下的人群。[6]而且这些年龄在 60 岁以下的群体更可能经历更具侵袭性的癌症,则可能需要使用强化和昂贵的治疗手段[7],导致其癌症医疗费用可能高于 60 岁以上的患者[8]。除了长期治疗的成本外,快速发展的新技术及早期检测的新方法、新药物等,正在推高医院癌症治疗的成本,给中国的公共卫生系统带来巨大压力。[9-10]

在中国,医疗保健服务通过三级体系提供,包括农村地区的村卫生室、乡镇卫生院和县医院,以及城市地区的社区卫生服务中心、区级医院和市级/省级医院。[11-12]基层医疗机构包括村卫生室、乡镇卫生院和社区卫生服务中心,主要负责提供预防和基本的医疗服务。[13]县和区级医院一般有 100—499 张床位,通常是提供基本专科护理和住院服务的二级医院。[14]市立医院一般拥有 500 张以上的床位,一般是以城市为基础的大型三级医院,提供复杂的医疗服务。由于中国癌症治疗的初级保健和社区卫生服务仍不发达,中国癌症治疗的主要费用集中在二级及以上医院的住院治疗上。这些更高级别的医院负责提供专科医疗服务,价格高于基层医疗机构,导致患者住院的次均费用几乎与中国的年人均收入相当[15],因此患者对"看病太难,看病太贵"的抱怨越来越多。[16]鉴于这些抱怨和不断上涨的医疗成本,中国在 2009 年实施了新一轮的医疗体制改革。

为提供安全、有效、方便和负担得起的卫生服务,2009 年的医疗体制改革集中在五大医疗卫生保健领域,即国家基本药物制度、全民健康保险、改善初级保健系统、公平的公共卫生服务和公立医院改革。[17]作为卫生体制改革的重点任务,在直接落实减轻患者经济负担方面,首先,改革了国家基本药物制度,取消了西药处方采购价格中 20％的药品加成成本结构。药品加成政策始于 20 世纪 50 年代初,实施的目的是补偿中国经济困难时期的医院支出。[18]随着经济的发展,允许药品加价导致药品成本过快增长,限制了药品的可获得性。此外,医院要求在自己的机构内部配药,造成了近乎垄断和过度开药的局面,导致医疗总费用大幅增加。[18]国家基本药物制度改革的目的之一是减少过度处方,减轻患者的经济负担。

其次,公立医院改革了医疗服务定价体系,通过上调医疗服务价格来提高专业护理水平和补偿医疗服务,从而解决医疗服务扭曲和表现不佳的问题。[14]此外,医疗保健技术的巨大发展导致了医疗检查和与使用更复杂的医疗设备相关的检验价格上涨。因此,降低医疗检查的价格和降低使用尖端医疗设备的成本是另一项重要的医疗改革措施。[14]

为了减轻住院病人的经济负担,2009 年的医疗改革还要求医疗保险覆盖90％以上的城乡居民。城乡居民医疗保险、城镇职工医疗保险和省医保,2011 年的覆盖率均已达 97％。[19]除了扩大医疗保险覆盖范围外,还将扩大被保险人的报销范围,以涵盖癌症等灾难性疾病,防止患者及其家庭因严重疾病而陷入贫困。[19]为检验 2009 年医疗改革中关键改革措施的效果,我们调查了 60 岁以下癌症住院患者的药品费用是否下降及医疗服务费用是否上升。考虑到药品大幅加价和医疗保健服务定价过低,我们衡量了在实施 2009 年改革后,医院住院癌症患者的总费用是下降还是上升,同时测量了医疗保险对医院支出的影响,为卫生政策改革和卫生保健决策提供科学的依据。

2 研究方法

2.1 数据来源

在我们调查的山东省,癌症是导致死亡的主要原因之一,癌症死亡率为

167.60/10 万,仅次于心脑血管疾病。[17]在 2013—2017 年期间,我们对山东省某三级医院 60 岁以下胃癌、肺癌、结直肠癌、食管癌和乳腺癌住院患者的住院费用进行回顾性纵向研究得出,山东省卫生支出和住院费用与全国平均水平基本相当。例如,山东省人均年收入为 5374 美元,全国人均年收入为 5893 美元;人均年医疗支出为 276 美元,全国平均水平为 291 美元;人均年住院费用为 1080 美元,全国平均水平为 1125 美元。[20]

2.2　数据收集

本部分癌症患者数据来源于山东省某医院的信息系统,涉及 2013 年 1 月至 2017 年 12 月期间诊断为胃癌、肺癌、结直肠癌、食管癌和乳腺癌的 60 岁以下住院患者。癌症的识别同样基于信息系统中记录的入院诊断的 ICD-10 编码。我们排除样本中成本信息不完整且年龄大于 60 岁的病例,最终收取 11791 名 60 岁以下癌症住院患者的样本数据,涉及每个患者的性别、年龄、婚姻状况、职业、医疗保险类型、入院诊断(ICD-10)、住院时间(Length of stay,Los)、住院频率、出院年份和住院费用、医保类型、报销费用等自变量信息。医院信息系统的一个主要优势在于,记录了患者住院期间发生的详细、分项和可靠的成本数据。所有数据均由医院登记处、工作站医师、结算部门和病案室人员根据每位患者的实际数据进行收集和记录。患者出院后,将这些数据提交到医院的信息系统。[21]

2.3　数据分析

本文中的总住院费用为年平均住院费用,计算方法为每次住院费用乘以年住院次数。各项费用占总住院费用的百分比计算公式为:各项费用/总住院费用×100%。

频率、百分比和中位数用于描述基本人口统计学、住院时间和住院费用等变量。本文采用广义估计方程模型分析影响总住院费用的因素。考虑到费用的高度偏态分布,对总住院费用进行 log10 转换作为因变量,并采用 SPSS17.0 进行统计分析。

3 结 果

3.1 60 岁以下住院癌症患者的基本特征

如图 1 所示,60 岁以下住院癌症患者数占癌症住院患者总数的比例非常高,在 2013—2017 年期间平均为 53.7%—61.3%。表 1 的结果显示,11791 名癌症住院患者中:38.1%(4487 人)为男性;年龄小于等于 40 岁的占 13.9%(1638 人),41—50 岁的占 34.7%(4096 人),51—60 岁的占 51.4%(6057人);56.6%(6678 人)是职工;91.1%(10736 人)为已婚。住院患者分布从 2013 年的 1626 人(占样本的 14.1%)增加到 2017 年的 2920 人(占样本的 25.3%);住院次数为 2.41±2.87 次;住院天数为 11.25±15.10 天;13.8%(1625 人)的住院病人没有医疗保险。

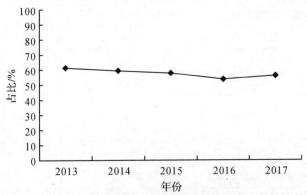

图 1　60 岁以下住院癌症患者数占癌症住院患者总数的比例

表 1　住院癌症患者的基本特征

变量		频数	占比/%
性别	男	4487	38.1
	女	7304	61.9
年龄	≤30 岁	285	2.4
	31—40 岁	1353	11.5
	41—50 岁	4096	34.7
	51—60 岁	6057	51.4

变量		频数	占比/％
职业	自由职业	188	1.6
	无	2418	20.5
	其他	754	6.4
	职工	6678	56.6
	农民	1753	14.9
婚姻状况	已婚	10736	91.1
	未婚	121	1.0
	丧偶	55	0.5
	离异	60	0.5
	缺失	819	6.9
住院次数（M±SD）		2.41±2.87	
住院天数（M±SD）		11.25±15.10	
出院年份	2013	1626	14.1
	2014	2069	17.9
	2015	2460	21.3
	2016	2452	21.3
	2017	2920	25.3
医疗保险	省医保	281	2.4
	城镇职工医疗保险	3011	25.5
	城乡居民医疗保险	3612	30.6
	无医保	1625	13.8
	缺失	3262	27.7

3.2　住院癌症患者的治疗费用

图 2 显示,2013—2016 年,60 岁以下住院患者的住院费用有所增加,然后在 2017 年大幅下降。同时研究结果显示,住院时间越长,住院费用相对也越高。在医疗保险方面,拥有省医保的患者的住院费用(49294.87 元)最高,其他依次是拥有城镇职工医疗保险的患者(39455.48 元)、拥有城乡居民医疗保

险的患者(24818.10 元)和无医疗保险的患者(14598 元)。

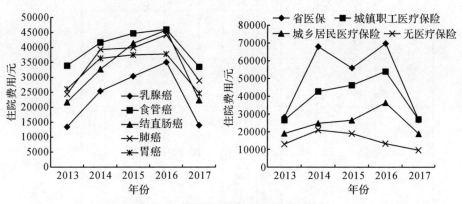

图 2　60 岁以下癌症患者的住院费用

3.3　癌症患者住院费用的组成部分

表 2 为 60 岁以下癌症患者的住院费用情况。其中药品成本是最大的组成部分,其次是材料费、放射费和手术费。2013—2015 年间,除治疗肺癌时保持相对稳定外,治疗其他癌症的药品费用占住院总费用的比例均有所下降。其中除胃癌外,药品费用在住院总费用中所占比例的最大降幅均出现在 2016—2017 年零加成改革期间。2013—2017 年,住院患者的检验费平均降低 312.09 元人民币(48 美元)。所有 5 种癌症的护理费的占比从 2013 年的 0.7%—1.5%增加到 2017 年的 2.1%—3.3%。

表2　60岁以下癌症患者的住院费用

类型	年份		医保费用	自付费用	床位费	护理费	西药费	专利药费	中草药费	实验室检测费用	放射费	手术费	诊疗费	检验费	材料费
乳腺癌	2013	均值/元	9268.73	1701.59	505.27	96.09	5860.01	448.23	0	452.16	652.8	751.42	369.3	124.66	1075.81
		占比/%	84.5	15.5	4.9	0.9	56.7	4.3	0	4.4	6.3	7.3	3.6	1.2	10.4
	2014	均值/元	8811.44	1904.55	738.52	110.31	5156.95	269.54	0.24	513.87	807.49	755.58	443.96	159.98	1207.61
		占比/%	82.2	17.8	7.3	1.1	50.7	2.7	0	5.1	7.9	7.4	4.4	1.6	11.9
	2015	均值/元	6925.14	3426.71	704.4	100.32	4969.74	154.71	5.58	529.00	1124.27	674.03	383.08	159.68	1016.76
		占比/%	66.9	33.1	7.2	1	50.6	1.6	0.1	5.4	11.4	6.9	3.9	1.6	10.4
	2016	均值/元	8013.18	3673.41	657.14	299.93	5618.64	81.95	6.67	549.79	1427.29	630.2	629.44	134.04	1152.49
		占比/%	68.6	31.4	5.9	2.7	50.2	0.7	0.1	4.9	12.8	5.6	5.6	1.2	10.3
	2017	均值/元	7322.32	3411.21	504.40	337.02	4771.3	94.45	1.32	618.39	1346.81	675.85	582.02	88.65	1157.07
		占比/%	68.2	31.8	5	3.3	46.9	0.9	0	6.1	13.2	6.6	5.7	0.9	11.4

续表

类型	年份		医保费用	自付费用	床位费	护理费	西药费	专利药费	中草药费	实验室检测费用	放射费	手术费	诊疗费	检验费	材料费
食管癌	2013	均值/元	29341.35	3607.62	1046.77	470.50	12674.51	1106.88	0	919.77	3937.81	1894.17	1595.84	1295.15	5904.58
		占比/%	89.1	10.9	3.3	1.5	42.9	3.5	0	2.9	12.4	5.9	5	4.1	18.5
	2014	均值/元	27397.55	2470.10	890.25	432.24	12010.53	521.57	1.33	977.47	3080.46	1720.59	1478.96	1186.61	6693.11
		占比/%	91.7	8.3	3.1	1.5	41.4	1.8	0	3.4	10.6	5.9	5.1	4.1	23.1
	2015	均值/元	19998.34	11301.78	810.91	531.27	12724.99	505.15	35.69	1025.44	4293.05	2347.6	1475.18	1115.56	5612.32
		占比/%	63.9	36.1	2.7	1.7	41.8	1.7	0.1	3.4	14.1	7.7	4.8	3.7	18.4
	2016	均值/元	19542.15	10031.75	691.85	721.18	11105.30	235.24	35.53	898.25	2992.09	2675.75	1672.65	648.74	7153.05
		占比/%	66.1	33.9	2.4	2.5	38.5	0.8	0.1	3.1	10.4	9.3	5.8	2.3	24.8
	2017	均值/元	19686.71	10568.77	795.48	979.79	10244.03	99.92	0	1128.53	3550.56	2424.16	2042.59	741.93	7529.01
		占比/%	65.1	34.9	2.7	3.3	34.7	0.3	0	3.8	12	8.2	6.9	2.5	25.5

续　表

类型	年份		医保费用	自付费用	床位费	护理费	西药费	专利药费	中草药费	实验室检测费用	放射费	手术费	诊疗费	检验费	材料费
结直肠癌	2013	均值/元	15923.72	2519.60	650.49	140.72	10250.76	168.82	0.53	730.95	913.43	706.81	814.89	677.01	2907.21
		占比/%	86.3	13.7	3.6	0.8	57.1	0.9	0	4.1	5.1	3.9	4.5	3.8	16.2
	2014	均值/元	14791.51	3020.51	545.82	127.16	9286.58	54.52	0.19	854.51	861.96	865.85	800.84	595.39	3238.05
		占比/%	84.0	17.0	3.2	0.7	53.9	0.3	0	5.0	5.0	5.0	4.6	3.5	18.8
	2015	均值/元	13999.71	5371.65	638.01	111.16	10303.79	59.31	15.88	1037.67	916.89	1111.34	806.09	689.77	3184.46
		占比/%	72.3	27.7	3.4	0.6	54.6	0.3	0.1	5.5	4.9	5.9	4.3	3.7	16.9
	2016	均值/元	13648.05	6815.51	563.30	291.35	10558.38	65.52	20.08	1054.56	1449.38	930.20	956.47	384.70	3650.20
		占比/%	66.7	33.3	2.8	1.5	53	0.3	0.1	5.3	7.3	4.7	4.8	1.9	18.3
	2017	均值/元	11303.19	6039.34	477.88	367.55	8096.94	75.6	1.72	998.91	1583.10	717.94	900.81	251.9	3381.51
		占比/%	65.2	34.8	2.8	2.2	48	0.4	0	5.9	9.4	4.3	5.3	1.5	20.1

续 表

类型	年份		医保费用	自付费用	床位费	护理费	西药费	专利药费	中草药费	实验室检测费用	放射费	手术费	诊疗费	检验费	材料费
肺癌	2013	均值/元	17111.23	2619.24	664.85	178.49	9397.87	983.19	2.93	716.32	2292.52	581.94	788.33	719.94	2863.37
		占比/%	86.7	13.3	3.5	0.9	49	5.1	0	3.7	11.9	3	4.1	3.8	14.9
	2014	均值/元	15580.12	2621.13	649.49	172.10	8938.10	471.27	18.89	742.04	2050.78	767.79	855.35	750.12	2608.56
		占比/%	85.6	14.4	3.7	1	48.4	2.7	0.1	4.2	11.6	4.4	4.9	4.3	14.8
	2015	均值/元	13414.94	6475.95	548.60	196.29	10329.6	258.10	45.67	789.53	1807.48	661.94	864.71	744.33	2908.47
		占比/%	67.4	32.6	2.9	1	53.9	1.3	0.2	4.1	9.4	3.5	4.5	3.9	15.2
	2016	均值/元	12401.69	7984.65	542.65	341.79	10433.89	158.30	11.19	792.21	1910.24	698.91	1173.72	536.57	3159.91
		占比/%	60.8	39.2	2.7	1.7	52.8	0.8	0.1	4	9.7	3.5	5.9	2.7	16
	2017	均值/元	14804.78	7948.87	636.46	631.60	10089.51	146.41	10.1	1038.81	2569.87	762.16	1338.72	607.55	4079.38
		占比/%	65.1	34.9	2.9	2.9	46	0.7	0	4.7	11.7	3.5	6.1	2.8	18.6

续 表

类型	年份		医保费用	自付费用	床位费	护理费	西药费	专利药费	中草药费	实验室检测费用	放射费	手术费	诊疗费	检验费	材料费
胃癌	2013	均值/元	20174.39	3299.73	550.44	154.91	12341.21	625.51	5.57	962.60	691.51	1475.66	923.35	757.11	4133.35
		占比/%	85.9	14.1	2.4	0.7	54.6	2.8	0	4.3	3.1	6.5	4.1	3.3	18.3
	2014	均值/元	17513.01	3175.47	680.83	130.03	10584.43	252.57	4	975.47	646.33	2086.99	683.85	682.87	3212.36
		占比/%	84.7	15.3	3.4	0.7	53.1	1.3	0	4.9	3.2	10.5	3.4	3.4	16.1
	2015	均值/元	12427.56	5742.76	559.39	133.76	8945.20	77.74	0.13	889.96	781.23	1077.54	729.83	762.17	3590.89
		占比/%	68.4	31.6	3.2	0.8	51.0	0.4	0	5.1	4.5	6.1	4.2	4.3	20.5
	2016	均值/元	11500.84	7251.52	499.13	262.61	8614.54	100.53	7.97	949.09	1352.72	983.52	856.56	329.87	4227.80
		占比/%	61.3	38.7	2.7	1.4	47.4	0.6	0	5.2	7.4	5.4	4.7	1.8	23.2
	2017	均值/元	13492.63	6560.79	526.68	412.36	8852.64	64.97	0.16	1117.24	1160.46	959.39	1102.39	323.41	4847.99
		占比/%	67.3	32.7	2.7	2.1	45.7	0.3	0	5.8	6	5	5.7	1.7	25

3.4 医院成本的影响因素

表 3 中的模型估计显示,男性($P<0.001$)、住院时间较长($P<0.001$)和拥有医疗保险($P<0.001$)与较高的住院费用显著相关;较高的住院次数($P<0.001$)、老年患者($P=0.040$)和 2017 年医疗改革措施实施后出院的患者与较低的住院费用相关。婚姻状况($P=0.839$)和职业($P=0.916$)对住院费用的影响无统计学差异。

表 3　住院费用的影响因素分析(log10 transformed)

变量		B	95%CI	X^2	P
年龄		−0.001	(−0.003,0.000)	4.211	0.040
性别	男	0.250	(0.229,0.271)	531.456	<0.001
	女				
婚姻状况 ($P=0.839$)	已婚	−0.011	(−0.134,0.111)	0.031	0.859
	未婚	0.040	(−0.114,0.194)	0.261	0.609
	丧偶	0.154	(−0.024,0.333)	2.879	0.090
	离异				
职业 ($P=0.916$)	自由职业	0.115	(0.039,0.191)	8.739	0.003
	无	−0.081	(−0.117,−0.045)	19.723	<0.001
	其他	−0.057	(−0.103,−0.011)	5.956	0.015
	职工	−0.008	(−0.038,0.022)	0.284	0.594
	农民				
医疗保险 ($P=0.024$)	省医保	0.650	(0.592,0.707)	486.772	<0.001
	城镇职工医疗保险	0.680	(0.651,0.708)	2212.290	<0.001
	城乡居民医疗保险	0.609	(0.581,0.637)	1808.662	<0.001
	无				
住院次数		−0.032	(−0.035,−0.029)	339.257	<0.001
出院年份 ($P=0.080$)	2017 年	−0.079	(−0.115,−0.043)	18.950	<0.001
	2017 年前				
住院天数		0.023	(0.022,0.024)	3215.108	<0.001

4 讨 论

自 2013 年以来,60 岁以下癌症患者的年住院费用持续上升,2016 年达到 53502.14 元(8180.76 美元),随后在 2017 年大幅下降(包括治疗癌症的各费用组成部分),这与医疗体制改革的措施和目标相吻合,特别是取消了药品加成和降低了大型医疗设备相关的检测成本。[22]2017 年取消药品加成后,药品成本下降幅度约为每名患者 160 美元,占药品总成本的 12.5%。但 2017 年治疗胃癌的药物费用增加了,可能是由于出现了昂贵的、可能挽救生命的新癌症药物,而且完全由个人支付。[23]随着大型医用设备价格管制措施的实施,2017 年医疗设备检测费用大幅下降,也使得 2017 年所有 5 种癌症的住院费用大幅下降。

如表 2 所示,护理费用略有增加。事实上,护理等医疗服务的价格在中国是相当低的。在药品加成的补贴下,90% 的医疗服务收费低于实际成本[24],医生和护士的劳动成本被严重低估[25]。因此,2009 年医疗体制改革的一个目标是提高医疗服务项目的价格,包括护理服务。

2013—2017 年,医疗保险报销的住院总费用的百分比在下降,尤其是针对年轻患者。这可能与新型的癌症靶向药物和新的癌症检测、临床治疗技术在年轻癌症住院患者中广泛应用有关,这些药物和技术的价格非常高。例如,一种新的癌症疗法的年度费用通常超过 10 万美元。[26]新的癌症疗法往往没有被纳入医疗保险清单,患者自己必须支付高昂的治疗费用,自付费用的比例相应提高。这有助于解释为什么自付支出从 2013 年的 10%—15% 大幅增加到 2017 年的 30% 以上。

男性癌症住院患者的住院费用高于女性癌症住院患者,这可能是因为 74% 的女性住院患者为乳腺癌,其住院费用低于 99.7% 的男性住院患者。60 岁以下住院天数较长的住院患者的住院费用较高,这与之前的研究一致[27-28],也反映了 60 岁以下住院患者癌症的严重程度及其较高的住院费用。

乳腺癌等 5 种癌症住院患者的所有住院费用在 2013—2016 年期间呈上升趋势,在 2017 年取消药品加成和实施大型医疗设备价格管制后,大幅下降。这表明医疗体制改革的相关措施降低了 60 岁以下癌症住院患者的住院费用。

我们的研究也有许多不足之处。首先,我们只使用了住院费用的数据,未来的研究需要估计门诊癌症护理的费用;其次,虽然山东省的经济水平和卫生服务状况与全国平均水平基本一致,但研究结果仍不能代表全国其他各地区的所有情况。

5 研究结论

2013—2016 年,60 岁以下癌症住院患者的住院治疗费用有所增加,但在2009 年医疗体制改革措施实施后,5 种癌症类型的住院治疗费用在 2017 年大幅下降,患者自付费用却相应地增加了,这意味着可能部分住院费用转移到了 60 岁以下的住院患者及其家属身上。为继续减轻癌症患者的经济负担,一方面,卫生决策者需要大幅增加在年轻人群中进行癌症早期筛查和诊断的支出,从而将治疗从急性临终护理期转移到治疗的早期阶段。另一方面,目前的癌症护理系统与中国的整体医疗保健系统一样,严重依赖医院的住院护理,因此,为了建立一个可持续的癌症护理系统,将门诊护理、社区卫生服务中心护理和临终关怀作为正在进行的初级卫生保健改革的一部分是至关重要的。

参考文献

[1] BRAY F, FERLAY J, SOERJOMATARAM I, et al. Global cancer statistics 2018: GLOBOCAN estimates of incidence and mortality worldwide for 36 cancers in 185 countries[J]. CA: a cancer journal for clinicians, 2018,68(6): 1-31.

[2] CHEN W Q, SUN K S, ZHENG R S, et al. Cancer incidence and mortality in China 2014[J]. Chinese journal of cancer research, 2018, 30(1).

[3] YU K, DI G J, LU J, et al. Breast cancer patients with estrogen receptor-negative/progesterone receptor-positive tumors: being younger and getting less benefit from adjuvant tamoxifen treatment[J]. European journal of cancer supplements, 2008, 6(12): 1347-1354.

[4] GRINYER A. Young people living with cancer[M]. Maidenhead: Open University Press, 2007.

[5] RAHMAN R, SCHMALTZ C, JACKSON C S, et al. Increased risk for colorectal cancer under age 50 in racial and ethnic minorities living in the United States[J].

Cancer medicine,2015,4(12): 1863-1870.

[6] BANEGAS M P, YABROFF K R, O'KEEFFE-ROSETTI M C, et al. Medical care costs associated with cancer in integrated delivery systems[J]. Journal of the national comprehensive cancer network, 2018, 16(4): 402-410.

[7] ABELSATTAR Z M, WONG S L, REGENBOGEN S E, et al. Colorectal cancer outcomes and treatment patterns in patients too young for average-risk screening[J]. Cancer, 2016, 122(6): 929-934.

[8] BANEGAS M, YARBROUGH K R, OKEEFFE-ROSETTI M, et al. Medical care costs associated with cancer in integrated delivery systems[J]. Official journal of the national comprehensive cancer network, 2018, 16(4): 402-410.

[9] SHANKARAN V, JOLLY S, BLOUGH D, et al. Risk factors for financial hardship in patients receiving adjuvant chemotherapy for colon cancer: a population-based exploratory analysis[J]. Journal of clinical oncology, 2012, 30(14): 1608-1614.

[10] MANIATOPOULOS G, LLEWELLYN S, PROCTER R, et al. Negotiating technological innovation in healthcare[R]. Proceedings of the European Group for Organisational Studies Colloquium, 2011.

[11] WEI X, ZOU G, ZHANG H, et al. Implementation of the Chinese national microscopy centre policy: health facility survey in Shandong Province[J]. Tropical medicine & international health, 2011, 16(7): 847-853.

[12] HU R, LIAO Y, DU Z, et al. Types of health care facilities and the quality of primary care: a study of characteristics and experiences of Chinese patients in Guangdong Province, China[J]. BMC health services research, 2016, 16(a): 335.

[13] JEANNON J P, ABBS I, CALMAN F, et al. Implementing the national institute of clinical excellence improving outcome guidelines for head and neck cancer: developing a business plan with reorganisation of head and neck cancer services[J]. Clinical otolaryngology, 2010, 33(2): 149-151.

[14] BARBER S L, BOROWITZ M, BEKEDAM H, et al. The hospital of the future in China: China's reform of public hospitals and trends from industrialized countries [J]. Health policy & planning, 2014, 29(3): 367-378.

[15] HU S, TANG S, LIU Y, et al. Reform of how healthcare is paid for in China: challenges and opportunities[J]. Lancet, 2008,372(9652): 1846-1853.

［16］YIP W C，HSIAO W C，CHEN W，et al. Early appraisal of China's huge and complex health-care reforms［J］. Lancet，2012，379(9818)：833-842.

［17］HEALTH COMMISSION OF SHANGDONG PROVINCE. Health statistics yearbook of Shandong Province 2016［M］.Shenzhen：China Tushu Publishing Limited，2016.

［18］TANG W，XIE J，LU Y，et al. Effects of Chinese urban public hospitals reform on revenue and compensation after removing drug markups：case of Nanjing［J］. Journal of medical economics，2018 ，21(4)：1-31.

［19］ZHAO H. China's health insurance reform and disparities in healthcare utilization and costs：a longitudinal analysis［R］. Dissertations & theses-gradworks，2015.

［20］NATIONAL BUREAU OF STATISTICS OF CHINA. China statistical yearbook 2016［M］. Beijing：China Statistics Press，2016.

［21］XU J，WANG J，LIU R，et al. Mental health inpatient treatment expenditure trends in China，2005-2012：evidence from Shandong［J］. The journal of mental health policy and economics，2014，17(4)：173-182.

［22］ZHOU Z L，SU Y F，CAMPBELL B，et al. The impact of China's Zero-Markup Drug Policy on county hospital revenue and government subsidy levels［J］. Journal of Asian Public Policy，2015，8(1)：102-116.

［23］COHEN D. Cancer drugs：high price，uncertain value［J］. BMJ clinical research，2017，359：j4543.

［24］LIU X，LIU Y，CHEN N. The Chinese experience of hospital price regulation［J］. Health policy and planning，2000，15(2)：157-163.

［25］LIU X. The Chinese experience of hospital price regulation［J］. Health policy and planning，2000，15(2)：157-163.

［26］EXPERTS IN CHRONIC MYELOID LEUKEMIA. The price of drugs for chronic myeloid leukemia (CML) is a reflection of the unsustainable prices of cancer drugs：from the perspective of a large group of CML experts［J］. Blood，2013，121(22)：4439-4442.

［27］KO Y，GWEE Y S，HUANG Y C，et al. Costs and length of stay of drug-related hospital admissions in cancer patients［J］. Clinical therapeutics，2014，36(4)：588-592.

［28］XU J，WANG J，KING M，et al. Rural-urban disparities in the utilization of mental health inpatient services in China：the role of health insurance［J］. International journal of health economics and management，2018，18(4)：377-393.

艾滋病抗病毒治疗的生命质量与成本分析

1 研究背景

1.1 艾滋病的传播现状

获得性免疫缺陷综合征(Acquired Immune Deficiency Syndrome, AIDS),即艾滋病,是人体在感染人类免疫缺陷病毒(Human Immunodeficiency Virus, HIV)后产生的一系列免疫缺陷疾病,主要表现为免疫系统功能的进行性丧失及各种与艾滋病相关的恶性肿瘤。[1]由于艾滋病是一种病死率极高的传染病,HIV变异特别快,人类目前的技术手段和研究方法尚未彻底明确该病毒。病毒的致病原因、致病变化等问题,药物也无法根治艾滋病,使其无论在中国还是世界其他地区仍然是一个严重威胁人类健康的公共卫生问题。[2-3]目前在世界范围内以南非地区的艾滋病疫情最为严重。根据联合国艾滋病规划署(Joint United Nations Programme on HIV/AIDS, UNAIDS)和世界卫生组织(WHO)的报告,截至2016年,全球共发现HIV感染者3670(3080—4290)万人,其中约180万人为2016年新发现的感染者,当年有100万人死于AIDS相关疾病。[4]我国通过多年来的不断努力,实施包括宣传教育、扩大检测、鼓励早治疗和提供免费抗病毒治疗方案等在内的各种干预措施[5],在AIDS的预防和控制方面取得了一定的效果。截至2016年12月31日,全国报告现存HIV感染者/AIDS患者约为66.48万人,其中2016年新发现感染者12.45万人,当年因AIDS死亡2.69万人,累计死亡20.93万人[6],根据当年的人口计算,我国全人群HIV感染率约为0.05%。

数据显示,2016年新发病例中,异性性传播病例占比最高,约为67.1%,其次是同性性传播占27.6%,注射毒品传播占3.8%左右。[6]

由于"十二五"期间艾滋病防治各项措施的落实和实施,AIDS检测力度持续加大,经注射吸毒传播、输血传播和母婴传播得到有效控制,HIV感染者和 AIDS 患者发现率提高 68.1％,病死率降低 57.0％,重点地区疫情快速上升势头得到基本遏制,全国整体疫情控制在低流行水平,社会歧视进一步减轻。但是仍然存在一定的不足,如一定数量的感染者和病人未被检测发现,青年学生感染人数增加较快,社交媒体的普遍使用增强了易感染 AIDS 行为的隐蔽性,人口频繁流动增加了预防干预难度,社会组织等社会力量参与防治的作用发挥还不够充分。[7]

总体而言,目前我国 HIV/AIDS 的传播仍然存在以下几个特点:①性传播是 HIV/AIDS 的主要传播渠道,同性传播的提升速度非常明显;②HIV/AIDS 传播速度有所减缓,总体呈现出低流行态势;③高危人群、局部地区的疫情比较严重;④HIV/AIDS 的传播模式呈现出多样化趋势[8-13],通信网络的应用使得 HIV/AIDS 的传播更具隐蔽性和广泛化。

1.2 抗病毒治疗的现状

我国的高效联合抗反转录病毒治疗(Highly Active Antiroviral Therapy,HAART)开始于 1999 年底,但接受治疗的人员较少。在 2002 年 10 月,为应对河南省出现的贫困卖血患者集中发病的严峻形势,中国疾病预防控制中心性病艾滋病预防控制中心在河南驻马店市上蔡县文楼村开展了第一个国家免费抗病毒治疗试点项目,并取得初步成果。[14]为了遏制 HIV/AIDS 疫情进一步蔓延,2003 年底,中国开始实施艾滋病"四免一关怀"政策,包括免费提供艾滋病自愿咨询检测服务,对农村居民和城镇经济困难人员中的 HIV/AIDS 病人免费提供抗病毒治疗,免费提供预防母婴传播药物及检测等一系列措施。[15]2005 年,中国疾病预防控制中心性病艾滋病预防控制中心在部分省区市开展了 15 岁以下儿童的抗病毒治疗试点工作。2006 年 12 月,原卫生部下发《开展儿童艾滋病抗病毒治疗工作的通知》,要求为符合治疗条件且愿意接受抗病毒治疗的儿童 HIV/AIDS 患者提供免费抗病毒治疗。[16]为进一步落实该政策,2006 年,国务院办公厅印发了《中国遏制与防治艾滋病行动计划(2006—2001 年)》的通知,提出到 2007 年"符合治疗标准的艾滋病患者 50％以上接受抗病毒治疗"和到 2010 年"符合治疗标准的艾滋病病人 80％以上接受抗病毒治疗"的行动目标。[16]

2005 年以前,我国用于开展大规模抗病毒治疗的药物只有 4 种国产仿制药(齐多夫定、司坦夫定、去羟肌苷和奈韦拉平)。2005 年在一线治疗药品方案中增加了拉米夫定、依非韦伦和国产的蛋白酶抑制剂印第那韦 3 种药物。药品种类的增加,使 2005 年以后接受抗病毒治疗的 17687 例患者中有 73%在开始治疗时就使用了《国家免费艾滋病抗病毒药物治疗手册》中推荐的包括拉米夫定等药物的一线方案。[16,18]自 2004 年起,中国开始建立国家耐药监测系统。监测结果显示,治疗 6 个月以上的患者耐药发生率为17.6%—62.3%。[16,19]为了应对部分 HIV 患者一线药物治疗失败的状况,原卫生部于 2007 年 7 月下发了《关于启动艾滋病二线抗病毒治疗试点工作的通知》,开始在湖北、河南和安徽三地试用由第三轮全球基金提供的二线药物,并在 2009 年下发了《关于开展艾滋病二线抗病毒药物治疗工作的通知》,在全国范围内开展艾滋病二线抗病毒药物治疗工作。[20]2012 年 1 月,国务院办公厅印发《中国遏制与防治艾滋病"十二五"行动计划》,其目标之一是为符合治疗标准的感染者和病人接受规范抗 HIV 治疗比例达到 80%以上,进一步加强抗艾滋病病毒治疗措施的实施。[21]在 2017 年 1 月,国务院办公厅又印发了《中国遏制与防治艾滋病"十三五"行动计划》,该计划提出符合治疗条件的感染者和病人接受抗病毒治疗比例均达 90%以上,接受抗病毒治疗的感染者和病人的治疗成功率均达 90%以上的工作目标[22],即 4 个 90%的目标。

1.3 抗病毒治疗效果

2004 年开展免费抗病毒治疗以来,HIV 感染者的病死率及发病率明显下降,病毒载量检测者病毒学失败率从 2010 年的 17.6%降至 2014 年的 11.8%,治疗后 1 年、5 年和 10 年生存率分别达到 92.2%、80.5%和 69.6%[23],阳性孕产妇抗病毒药物应用率达到 80.9%[15]。唐宏庆对湖南省艾滋病患者 2003—2014 年抗病毒治疗效果进行分析后得出:治疗后患者的免疫功能得到了比较大的改善,CD4+细胞计数呈现上升的趋势,特别是 3—4 个月后上升幅度特别明显;病毒载量持续降低,前 9 个月不可检测的病毒载量比例明显增长,说明抗病毒治疗有效地控制了病毒的复制。[24]早期接受抗病毒治疗能有效促进患者免疫重建[25],确诊到开始治疗超过 2 年的患者其死于 AIDS 相关疾病的可能性大于确诊 1 年内开始治疗的患者[26]。总体而言,抗病毒治疗效果使患者的死亡率保持在较低水平,病毒学和免疫学指标也得到了较好的控制。[27,39]

随着抗病毒治疗范围不断扩大,艾滋病抗病毒治疗失败的情况也不断出现。研究显示,吸毒人群抗病毒治疗的失败率高达 20.8%[28];中国部分地区(江苏、广州、湖南和重庆)的监测点跟踪监测人群的抗病毒治疗效果显示,12.1%的艾滋病患者出现病毒学治疗失败情况[29]。2005 年和 2007 年进行抗病毒治疗的患者一线治疗失败率约为 10.91%,2009 年的患者治疗失败率约为 9.15%,2015 年开始治疗的患者治疗失败率约为 0.61%。[30]研究表明,HIV 感染者/AIDS 患者一线治疗失败发生率与启动抗病毒治疗的年限、低基线 CD4＋T 淋巴细胞计数、基线合并机会性感染(Opportunistic Infection,OI)和高基线病毒载量(Viral Load, VL)有关[31],且主要发生在接受 HAART 治疗的早期(48 周)[30]。国外对于一线治疗失败进入二线治疗患者的研究显示,更换二线药物的患者中约有 36% 会再次发生治疗失败,且死亡风险增加。[32-33]国内一些研究显示,含有 LPV/r ART 的方案对于初始治疗失败及免疫功能重建不良的艾滋病患者具有较好的病毒抑制效果,初始治疗失败后更换为含有 LPV/r 的方案治疗 12—24 个月后,病毒抑制率仍能达到 68.91%。[34]总体而言,基于 LPV/r 的二线治疗方案具有良好的病毒学和免疫学疗效,耐受性好,治疗期间要加强患者依从性教育,以充分发挥二线药物的抗病毒作用。[35]

1.4　生命质量及其评价方式

生命质量又称生存质量、生活质量,是一个多维的概念,其既能评估治疗或干预措施对病人生理功能的影响,还可以评估其对患者心理、社会功能等的影响。

目前国内外已经开展了大量针对患者生活质量方面的研究。在 HIV/AIDS 领域,研究表明,感染 HIV 损害了病人的生理功能,使其工作和劳动能力急剧下降,从而在经济、生活上陷入困境。[36]同时,社会歧视的存在,对治疗的绝望,患病对体像(体貌)影响,以及负罪感、悔恨感、对感染责任的认定、人际关系和社会环境的变化等也严重影响 HIV 患者的生活质量。[36]目前针对 HIV 感染者/AIDS 患者的生命质量的研究相对较少,而且是小样本的研究。从目前的研究结果来看,HIV 感染者/AIDS 患者的生命质量是高低不一的。周贵等采用 MOS-HIV(Medical Outcomes Study-HIV health survey)量表对 253 名正在抗病毒治疗中的患者进行了生命质量方面的测评,其结果显示,患者总体健康得分为 61.28,生理健康得分为 31.94。[37]张薇等通过对 102 名 HIV 感染者/AIDS 患者生命质量的分析发现:HIV 感染者/AIDS 患者生命质量得分为 93.48。[38]陈梅采用随机抽样的方法对 405 名 HIV 感染者/AIDS 患者的生命质量及其影响因素进行分析后发现,各领域得分分别为:生理功能(65.16±14.28)分、心理功能(59.75±16.19)分、社会功能(61.71±17.68)分、特异功能(65.58±20.28)分,单因素分析显示:性别、年龄、婚姻状况、感染途径及世界卫生组织临床分期等因素影响 HIV 感染者/AIDS 患者生命质量的不同领域;不同 CD4 分组及病毒载量分组在 4 个领域得分的差异均无统计学意义($P>0.05$)。[39]陈宇婧等的研究也发现,年龄大、离婚、低文化程度、低家庭月收入及属于流动人口的 HIV 感染者/AIDS 患者的生命质量得分较低。[40]

生命质量的测定量表可分为普适性量表和疾病特异性量表或专用量表。普适性量表可用于一般人群或特殊人群生命质量的测定,但可能缺少敏感性,不能检测出一些小的但具有临床意义的变化,或是不包括一些对特定疾病具有重要意义的维度。疾病特异性量表只用于特定人群,如 HIV 患者、癌症病人或吸毒人群等,与要研究的疾病或状态相关,具有测定所需的敏感性及特异性,但不利于对不同特征或不同疾病人群的比较。目前针对 HIV 感染者/AIDS 患者的生命质量的测定量表包括 MOS-HIV(Medical Outcomes Study-HIV heath survey)、MQOL-HIV(Multidimensional Quality of life Questionnaire for HIV/AIDS)、HAT-QOL(HIV/ AIDS -Targeted Quality of Life Instrument)和 WHOQOL-HIV-BREF。[41-42]国际上较常用的是 WHOQOL-HIV-BREF(World Health Organization Quality of Life Scale-HIV-Braf form questionnaire)和 MOS-HIV。[42-44]WHOQOL-HIV-BREF 是在世界卫生组织研发的普适性量表 WHOQOL-10 的基础上发展起来的。WHOQOL-HIV-BREF 为量表的简化版,多个国家已有应用考核的报道证实其具有良好的信度和效度。MOS-HIV 是美国医学结局研究组研制的,目前在科研和临床试验中被广泛使用,并受到好评。[36] 该量表涉及 11 个领域,共有 35 个条目,是由从普适性量表 SF-20 的 6 个领域提取 20 个条目后加上 5 个与 HIV 感染者/AIDS 患者的健康状况有特异联系的领域,即认知功能(4 个条目)、精力/疲惫(4 个条目)、对健康问题的担心(5 个条目)、生活质量(1 个条目)、健康变化(1 个条目)形成的。该量表包括以下维度:一般感觉、疼痛、机体功能、角色功能、社会功能、精神健康、认知功能、精力/疲惫、对健康问题的担心、生活质量、健康变化。整个量表的评分从 0 到 100,分数越高,表明该患者的各项功能及情绪状态越好。[42] 目前在艾滋病领域,卫生经济相关研究的对象主要包括对传播危险行为进行干预的方案的成本和经济学评价,且数量较少。

1.5　研究问题和研究意义

HIV 感染者/AIDS 患者需要终身服药,因此,接受药物治疗的 HIV 感染者/AIDS 患者的生存质量如何,影响其生存质量的重要因素有哪些,应如何对 HIV 感染者/AIDS 患者进行更好的治疗和干预,是本文的一个主要目标。本文的另一个研究目标是对抗艾滋病病毒治疗的不同策略进行成本分析。

2　资料来源和研究方法

2.1　资料来源

本文的数据来源于现场调查。我们招募 15 名昆明医科大学研究生对正在接受抗病毒治疗的 HIV 感染者/AIDS 患者采取一对一的问卷调查。调查地点为云南省昆明市、红河哈尼族彝族自治州、河口瑶族自治县、丽江和西双版纳,具体的现场点包括云南省艾滋病关爱中心、昆明市平行性健康支持发展中心、云南省彩云天空工作组和河口县疾病预防控制中心。云南省与三国接壤且紧邻毒品泛滥的金三角地区,与缅甸、老挝、泰国、柬埔寨和越南共享澜沧江—湄公河流域,其独特的地理位置与众多的少数民族和其特有的民族生活方式,导致其成为现存活 HIV 感染者/AIDS 患者占全人群超过 0.1% 的大省。截至 2016 年 12 月 31 日,云南省累计报告 HIV 感染者/AIDS 患者存活病例 92957 人,居全国第二位,其中 HIV 感染者 55261 人,AIDS 患者 37696 人,累计治疗人数中红河州和昆明市居全省第一、二位。同时,截至 2016 年,云南省共有可独立开展抗病毒治疗的医疗机构 237 个,抗病毒治疗人数达到 88549 人,2016 年在治病人有 69248 人,累计投入防艾资金 44.85 亿元。

2.2 研究对象

本文的研究对象为正在接受抗病毒治疗的 HIV 感染者/AIDS 患者。纳入标准:①截至调查开始接受抗病毒治疗时间在 6 个月以上的在治 HIV 感染者;②年龄≥18 岁的患者;③自愿配合调查,签署《知情同意书》的患者。排除标准:①未在本地治疗机构建档的患者;②因隐私等问题未完成调查问卷填写的患者;③进行中药治疗的患者。

2.3 样本量计算

根据相关资料及预调查结果,云南省接受抗病毒治疗的患者约占总患者数的 83%,样本量允许误差为 2%。采用简单随机抽样公式:

$$n = Z_{a/2}P(1-P)/\delta^2, (其中 P = 0.83, \delta = 0.02) \quad (1)$$

根据式(1)计算,需 1332 名患者,才能确保问卷有效率高于 80%,$n =$ 1332/0.8=1665 名患者。为满足样本量的要求,本文共调查了 1725 例 HIV 感染者/AIDS 患者。

2.4 问卷设计

本次调查的问卷共包括 9 部分内容:基本信息(年龄、性别、文化程度、职业、收入等)、生活习惯(饮食、锻炼、吸烟和饮酒等)、抗病毒治疗和卫生服务利用(门诊和住院情况、检测和化验费用等)、服药依从性、医保和支付意愿、社会救助和干预情况、生命质量、危险因素、实验室检查和用药数据。问卷信效度检验:Cronbach's α=0.913。相关的治疗数据(例如,实验室检查数据、用药情况、感染途径及并发症等)由工作人员根据治疗编号在治疗机构数据库中提取。其中,生命质量采用 WHOQOL-HIV-BREF 量表,包含六大领域,共 31 个条目,涵盖生理领域、心理领域、独立性领域、社会关系领域、环境领域、精神世界领域和总的生存质量及健康状况。生命质量各领域评分计算见公式(2)—公式(8)：

$$生理领域得分 = (Q3 + Q4 + Q14 + Q21)/4 \times 4 \qquad (2)$$

$$心理领域得分 = (Q6 + Q11 + Q15 + Q24 + Q31)/5 \times 4 \qquad (3)$$

$$独立性领域得分 = (Q5 + Q20 + Q22 + Q23)/4 \times 4 \qquad (4)$$

$$社会关系领域得分 = (Q17 + Q25 + Q26 + Q27)/4 \times 4 \qquad (5)$$

$$环境领域得分 = (Q12 + Q13 + Q16 + Q18 + Q19 + Q28 \\ + Q29 + Q30)/8 \times 4 \qquad (6)$$

$$精神世界领域得分 = (Q7 + Q8 + Q9 + Q10)/4 \times 4 \qquad (7)$$

$$生命质量百分制评分 = (生命质量 QOL 评分 - 4) \times 100/16 \quad (8)$$

2.5 抗病毒治疗成本

抗艾滋病病毒治疗的成本包括直接成本和间接成本两部分。直接成本包括药物成本、检测成本、交通成本；间接成本包括感染者/患者的务工损失和医务人员方面的成本。

(1)直接成本核算：①药物成本。根据中国疾病预防控制中心性艾中心2016 年统一采购的药物价格，核算每个感染者/患者严格按照治疗规定服药一年的平均成本。②门诊费用。门诊费用指的是因 HIV 感染者/AIDS 患者在门诊就诊产生的挂号费、检查费等各项费用。③住院费用。因抗病毒治疗而住院产生的住院费用，包括床位费、检查费、化验费等。④交通成本。交通成本包括病人和照顾者从居住地到医疗或疾控机构产生的往返交通费用。

(2)间接成本核算：①人员成本，其用抗病毒治疗工作人员的年平均工资衡量。②务工损失。务工损失指的是感染者或患者因抗病毒治疗造成的务工、休学等经济损失。务工成本选取人力资本法来测算。人力资本法认为，劳动力因疾病导致的有效工作时间的损失，这一部分的经济价值就等于这一时间段内劳动力劳动所创造的价值，其是将因疾病损失的时间转化为货币价值的方法。本文将因门诊和住院治疗导致的工资损失和照顾者因照护感染者/患者导致的工资损失作为艾滋病带来的间接经济负担，用感染者/患者的平均住院天数作为损失的工作天数，采用日均工资作为因住院导致的每天的经济损失，并按照每年实际工作 250 天，每天实际工作 8 小时测算感染者/患者和照顾者的务工损失,即务工成本＝感染者/患者和照顾者的日均工资×住院天数或照顾天数。

3 AIDS 的总体流行和治疗情况

3.1 2011—2016 年新发 AIDS 传播方式的变化

从表 1 可以看出,2011—2016 年,AIDS 的主要传播途径为异性传播(>60%),但同性传播的比例在不断上升,从 2011 年的 14.7% 上升为 2016 年的 27.6%。

表 1 2011—2016 年新发 AIDS 传播方式变化

传播途径	2011		2012		2013		2014		2015		2016	
	N	%	N	%	N	%	N	%	N	%	N	%
注射毒品	9837	13.2	7690	9.3	6502	7.2	5783	5.6	4675	4.0	4684	3.8
异性传播	48960	65.7	56073	68.0	62507	69.4	68719	66.4	76492	66.2	83533	67.1
同性传播	10917	14.7	15768	19.1	19329	21.4	26746	25.8	32617	28.2	34399	27.6
性接触＋注射毒品	733	1.0	568	0.7	453	0.5	432	0.4	336	0.3	305	0.2
血浆	848	1.1	495	0.6	42	0.0	21	0.0	22	0.0	3	0.0
输血/血制品	978	1.3	591	0.7	99	0.1	60	0.1	27	0.0	11	0.0
母婴传播	867	1.2	789	1.0	798	0.9	731	0.7	697	0.6	569	0.5
职业暴露	2	0.0	3	0.0	0	0.0	0	0.0	1	0.0	1	0.0
不详	861	1.2	252	0.3	242	0.3	771	0.7	487	0.4	864	0.7
其他	514	0.7	205	0.2	147	0.2	238	0.2	112	0.1	186	0.1

3.2 抗病毒治疗人数

从表 2 可以看出,2004—2015 年,艾滋病抗病毒治疗人数不断增加,2015 年新增治疗人数为 107793 人,在治人数达到 386756 人,其中包括 382139 名成人和 4617 名儿童。

表 2　2004—2015 年艾滋病抗病毒治疗的人数

时间(年)	新增治疗人数/人	在治人数/人	成人在治人数/人	儿童在治人数/人
2004	9573	12621	12621	0
2005	8545	19219	19219	0
2006	8925	25839	25839	0
2007	12159	34746	33980	766
2008	16572	48254	47134	1120
2009	20768	65481	63887	1594
2010	25726	86122	84273	1849
2011	45843	126151	123850	2301
2012	55837	170655	167837	2818
2013	70360	227489	223962	3527
2014	85274	295358	291261	4097
2015	107793	386756	382139	4617

4　HIV 感染者/AIDS 患者的生命质量

表 3 为 HIV 感染者/AIDS 患者的基本特征,71.9%(1240 人)的为男性;已婚患者占 34.0%(790 人),未婚患者占 29.1%(677 人);77.5%(1336 人)的患者为汉族;教育程度为大学及其以上的患者占 28.4%(488 人);51.9%(896 人)的患者月收入在 3000 元及以下;76.8%(1324 人)的患者正在服用一线药物,20.3%(351 人)的患者正在服用二线药物;46.1%(796 人)的患者是通过异性传播的,29.3%(506 人)的患者是通过同性传播的,11.9%(205 人)的患者是通过静脉吸毒传播的。

表 3　HIV 感染者/AIDS 患者的基本特征

变量	类别	人数/人	构成比/%
年龄(岁)	≤30 岁	391	22.8
	31—50 岁	997	58.2
	>50 岁	324	18.9
性别	男	1240	71.9
	女	485	28.1
婚姻状况	未婚	677	29.1
	已婚	790	34.0
	离异	185	8.0
	丧偶	63	2.7
	其他	608	26.2
民族	汉族	1336	77.5
	彝族	100	5.8
	哈尼族	26	1.5
	白族	27	1.6
	傣族	49	2.8
	壮族	34	2.0
	苗族	23	1.3
	其他	128	7.4
教育程度	小学及以下	361	21.0
	初中	485	28.2
	高中或中专	383	22.3
	大学	464	27.0
	研究生及以上	24	1.4

变量	类别	人数/人	构成比/%
职业	事业单位人员	82	4.8
	公司职员	296	17.2
	农民	206	11.9
	离退休	105	6.1
	无业、失业	396	23
	打工	308	17.9
	在校学生	39	2.3
	其他	279	16.2
省份	云南省	1521	88.2
	其他	188	10.9
月收入	<500 元	168	9.7
	501—1000 元	148	8.6
	1001—2000 元	266	15.4
	2001—3000 元	314	18.2
	3001—4000 元	188	10.9
	4001—5000 元	159	9.2
	5001—10000 元	156	9.0
	>10000 元	45	2.6
	无收入	276	16
治疗方案	一线药物	1324	76.8
	二线药物	351	20.3

变量	类别	人数/人	构成比/%
	异性传播	796	46.1
	同性传播	506	29.3
	静脉吸毒	205	11.9
感染途径	尚不明确	124	7.2
	其他	25	1.4
	输血	7	0.4
	母婴传播	7	0.4
	单采血浆	2	0.1

注:部分数为约数,构成比相加后为99.9%,约等于100%。

4.1 一线药物方案患者的生命质量

图1为采用不同一线药物方案的患者的生命质量情况。HIDS患者总体生命质量的得分较低,都低于60分,差异不大,其中服用TDF+3TC+EFV药物的患者总体生命质量得分较高。生理领域的得分最高,其次为心理领域和独立性领域。社会关系领域和精神世界领域的得分相对较低。

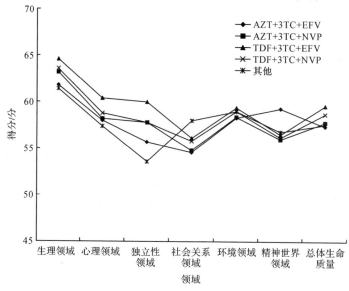

图1 一线药物方案患者生命质量分布情况

图 2 为不同 CD4＋水平下一线药物方案患者的生命质量情况。从图 2 可以看出，CD4≤200/mm³ 的 HIV 感染者/AIDS 患者的总生命质量得分最低。CD4 细胞在 201—350/mm³、351—500/mm³，以及＞500/mm³ 的患者的生命质量得分差异较小。

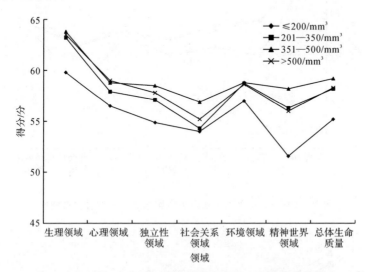

图 2　不同 CD4 水平下一线药物方案患者生命质量分布情况

图 3 为不同 VL 水平下一线药物方案患者的生命质量情况。从图 3 可以看出，VL＞1000 的 HIV 感染者/AIDS 患者的总生命质量得分最低。VL 在 501—1000 间及 VL≤500 的 HIV 感染者/AIDS 患者的生命质量得分较低，但差异较小。

图 4 为不同依从性评分下一线药物方案 HIV 感染者/AIDS 患者的生命质量情况。从图 4 中可以看出，服药依从性得分最高的 HIV 感染者/AIDS 患者的总生命质量得分最高，服药依从性得分最低的一线患者的生命质量也最低。

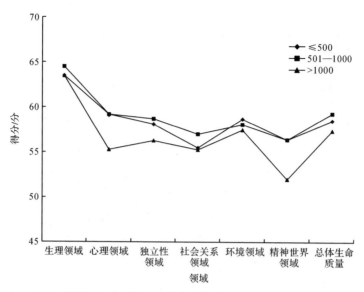

图3 不同 VL 水平下一线药物方案患者生命质量分布情况

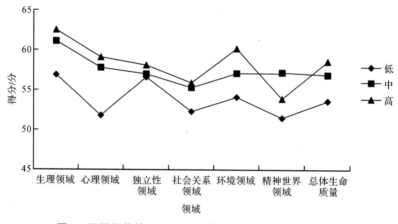

图4 不同依从性评分下一线药物患者生命质量分布情况

4.2 一线药物方案下感染者/患者生命质量的影响因素

表4为各影响因素及其赋值。表5和图5是对一线药物方案下感染者/患者生命质量的单因素分析结果,可以看出,性别、年龄、婚姻状况2、教育程度、职业、月收入、饮酒、锻炼、机会感染和感染途径2对生命质量的影响具有统计学意义($P<0.05$)。

表 4　变量赋值

变量	赋值
性别	1＝男,2＝女
年龄	实际值
婚姻状况 1	1＝未婚,2＝已婚
婚姻状况 2	1＝未婚,2＝离异/丧偶
民族	1＝汉族,2＝其他
教育程度	1＝小学及以下,2＝初中,3＝高中或中专,4＝大学/大专及以上
职业 1	1＝职员,2＝农民/打工
职业 2	1＝职员,2＝无业/退休
职业 3	1＝职员,2＝其他
户籍	1＝城镇,2＝农业
月收入	实际值
饮酒	1＝否,2＝是
吸烟	1＝否,2＝是
锻炼	1＝否,2＝是
服药依从性	实际值
方案 1	1＝其他,2＝AZT＋3TC＋EFV
方案 2	1＝其他,2＝AZT＋3TC＋NVP
方案 3	1＝其他,2＝TDF＋3TC＋EFV
方案 4	1＝其他,2＝TDF＋3TC＋NVP
机会感染	1＝是,2＝否
感染途径 1	1＝其他,2＝吸毒
感染途径 2	1＝其他,2＝同性传播
感染途径 3	1＝其他,2＝异性传播
服药年限	实际值

表5　一线药物方案患者生命质量二分类 logistic 的单因素回归分析

变量	参数	值	P	OR 值	95％CI
性别	0.381	8.150	0.004	1.463	(1.127,1.9)
年龄	0.011	5.625	0.018	1.011	(1.002,1.021)
婚姻状况 1	0.168	1.846	0.174	1.183	(0.928,1.506)
婚姻状况 2	0.406	5.260	0.022	1.501	(1.061,2.124)
民族	−0.016	0.014	0.906	0.984	(0.753,1.286)
教育程度	−0.185	12.937	<0.001	0.831	(0.751,0.919)
职业 1	0.688	19.652	<0.001	1.989	(1.468,2.696)
职业 2	0.702	18.985	<0.001	2.018	(1.472,2.768)
职业 3	−0.085	0.204	0.652	0.919	(0.636,1.327)
户籍	0.193	2.583	0.108	1.213	(0.958,1.536)
月收入	−0.474	62.825	<0.001	0.623	(0.554,0.7)
饮酒	−0.265	4.960	0.026	0.767	(0.608,0.969)
吸烟	0.058	0.253	0.615	1.06	(0.845,1.33)
锻炼	−0.469	10.464	0.001	0.626	(0.471,0.831)
服药依从性	−0.176	1.147	0.284	0.839	(0.608,1.157)
方案 1	0.073	0.098	0.754	1.076	(0.682,1.697)
方案 2	−0.243	0.937	0.333	0.784	(0.48,1.283)
方案 3	0.041	0.035	0.853	1.042	(0.678,1.6)
方案 4	0.071	0.030	0.863	1.074	(0.477,2.417)
机会感染	−0.148	6.727	0.010	0.862	(0.771,0.964)
感染途径 1	0.506	3.700	0.054	1.659	(0.99,2.779)
感染途径 2	−0.469	5.616	0.018	0.626	(0.425,0.922)
感染途径 3	−0.107	0.316	0.574	0.898	(0.618,1.305)
服药年限	0.039	1.564	0.211	1.039	(0.978,1.104)

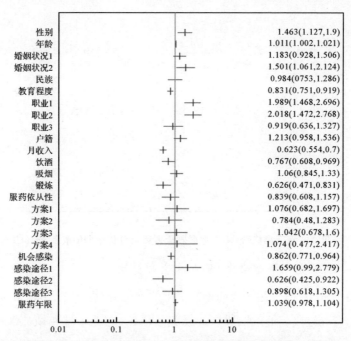

性别	1.463(1.127,1.9)
年龄	1.011(1.002,1.021)
婚姻状况1	1.183(0.928,1.506)
婚姻状况2	1.501(1.061,2.124)
民族	0.984(0753,1.286)
教育程度	0.831(0.751,0.919)
职业1	1.989(1.468,2.696)
职业2	2.018(1.472,2.768)
职业3	0.919(0.636,1.327)
户籍	1.213(0.958,1.536)
月收入	0.623(0.554,0.7)
饮酒	0.767(0.608,0.969)
吸烟	1.06(0.845,1.33)
锻炼	0.626(0.471,0.831)
服药依从性	0.839(0.608,1.157)
方案1	1.076(0.682,1.697)
方案2	0.784(0.48,1.283)
方案3	1.042(0.678,1.6)
方案4	1.074 (0.477,2.417)
机会感染	0.862(0.771,0.964)
感染途径1	1.659(0.99,2.779)
感染途径2	0.626(0.425,0.922)
感染途径3	0.898(0.618,1.305)
服药年限	1.039(0.978,1.104)

图 5　一线药物方案下感染者/患者生命质量影响因素的 OR 值及 95%CI 分布情况

　　把单因素分析有意义的结果纳入多因素分析,表 6 和图 6 为生命质量多因素分析的结果,从中可以看出,性别、月收入和饮酒对生命质量的影响具有统计学意义($P<0.05$)。也就是说,收入越高,生命质量越高,男性感染者/患者的生命质量高于女性,饮酒感染者/患者的生命质量低于不饮酒的感染者/患者。

表 6　一线药物方案患者生命质量的多因素回归分析

变量	参数	值	P	OR 值	95%CI
性别	−0.607	3.972	0.046	0.545	(0.300,0.990)
月收入	0.373	8.633	0.003	1.452	(1.132,1.862)
饮酒	0.568	4.462	0.035	1.765	(1.042,2.991)

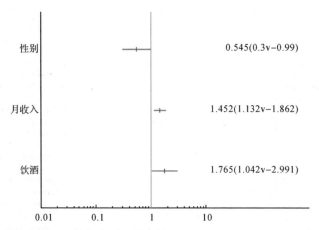

图6　一线药物方案下感染者/患者生命质量多因素分析中 OR 值及 95%CI 分布情况

4.3　二线方案下感染者/患者的生命质量

从图7可以看出,在二线药物方案下的感染者/患者中,生理领域、环境领域方面的得分较高,独立性领域、社会关系领域、心理领域和精神世界领域的得分较低。同时,可以看出服用药物的感染者/患者的生命质量相对较好。

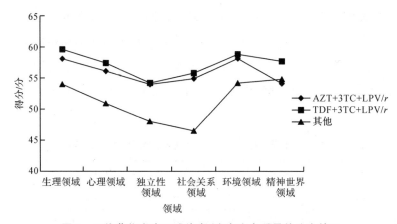

图7　二线药物方案下感染者/患者生命质量的分布情况

从图8可以看出,CD4>500/mm³ 的二线药物方案下的感染者/患者的生命质量较好,其次为 351—500/mm³ 的感染者/患者。

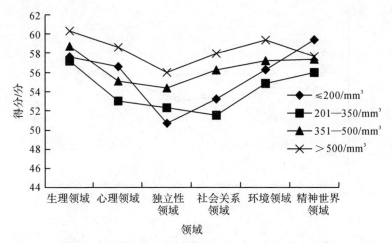

图 8 二线药物方案下感染者/患者不同 CD4 水平下的生命质量分布情况

从图 9 可以看出,病毒载量在 501—1000 之间的二线药物方案下的感染者/患者的生命质量较好,而病毒载量≤500 的二线药物方案下的感染者/患者的生命质量相对较差。

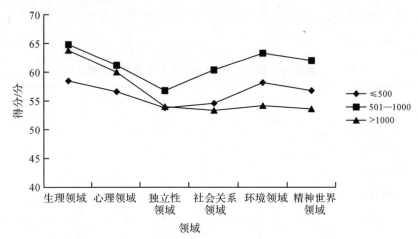

图 9 不同 VL 水平的二线药物方案下感染者/患者生命质量分布情况

从图 10 可以看出,服药依从性高的感染者/患者的生命质量最好。

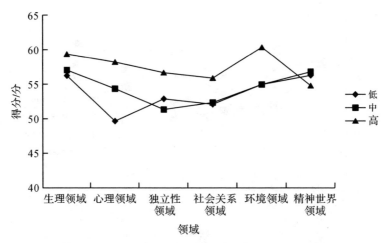

图 10　二线药物方案下感染者/患者不同服药依从性评分下生命质量分布情况

4.4　二线药物方案下感染者/患者生命质量的影响因素

表 7 和图 11 为二线药物方案下感染者/患者生命质量的单因素分析结果,可以看出,职业 1、饮酒、锻炼和服药年限对生命质量的影响具有统计学意义($P<0.05$)。

表 7　二线药物方案下感染者/患者生命质量的单因素分析

变量	参数	值	P	OR 值	95%CI
性别	−0.098	0.167	0.683	0.907	(0.568,1.449)
年龄	0.009	0.653	0.419	1.009	(0.988,1.03)
婚姻状况 1	−0.386	2.311	0.128	0.68	(0.413,1.118)
婚姻状况 2	0.012	0.001	0.978	1.012	(0.454,2.254)
民族	−0.123	0.218	0.640	0.884	(0.527,1.483)
教育程度	−0.062	0.319	0.572	0.94	(0.76,1.164)
职业 1	0.813	6.061	0.014	2.255	(1.18,4.308)
职业 2	0.493	2.350	0.125	1.638	(0.872,3.076)
职业 3	0.887	1.039	0.308	2.429	(0.441,13.379)
户籍	0.206	0.717	0.397	1.228	(0.763,1.978)

变量	参数	值	P	OR 值	95％CI
月收入	−0.160	2.312	0.128	0.852	(0.693,1.047)
饮酒	−0.520	4.091	0.043	0.595	(0.359,0.984)
吸烟	0.098	0.176	0.675	1.103	(0.697,1.747)
锻炼	−1.051	11.384	0.001	0.35	(0.19,0.644)
服药依从性	−0.159	2.031	0.154	0.853	(0.685,1.062)
方案 1	−0.288	0.418	0.518	0.75	(0.314,1.794)
方案 2	−0.536	1.578	0.209	0.585	(0.253,1.35)
机会感染	−0.076	0.085	0.771	0.927	(0.557,1.544)
感染途径 1	−0.826	3.143	0.076	0.438	(0.176,1.091)
感染途径 2	−0.411	0.846	0.358	0.663	(0.276,1.592)
感染途径 3	−0.295	0.564	0.453	0.744	(0.345,1.608)
服药年限	−0.16	4.5407	0.0331	0.852	(0.735,0.987)

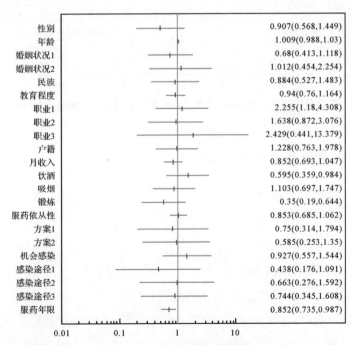

图 11　二线药物方案下感染者/患者生命质量影响因素的 OR 值及 95％CI 分布

表8和图12为二线药物方案下感染者/患者生命质量的多因素分析结果,可以看出:职业1对生命质量的影响具有统计学意义($P<0.05$)。

表8 二线药物方案下感染者/患者生命质量的多因素分析

变量	参数	值	P	OR 值	95%CI
职业1	0.711	4.109	0.043	2.035	(1.024,4.045)
饮酒	−0.516	1.917	0.166	0.597	(0.287,1.239)
服药年限	−0.104	0.959	0.327	0.901	(0.732,1.11)

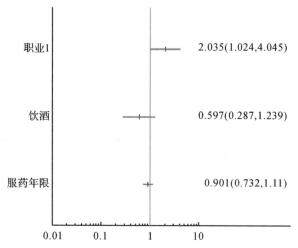

图12 二线药物方案下感染者/患者生命质量影响因素的 OR 值及 95%CI 分布

5 艾滋病抗病毒治疗的成本

5.1 门诊和住院费用

从表9可以看出:感染者/患者的年均门诊费用为308.6元,年均住院费用为666.9元;使用 TDF+3TC+LPV/r 方案的感染者/患者的年均住院费用为693.3元,年均门诊费用为226.2元;使用 AZT+3TC+LPV/r 方案的感染者/患者的年均住院费用为427.2元,年均门诊费用为270.6元;使用 TDF+3TC+EFV 方案的感染者/患者的年均门诊费用为322.8元,年均住院费用为675.5元;使用 AZT+3TC+NVP 方案的年均门诊费用为365.6

元,年均住院费用为 247.1 元;使用 AZT+3TC+EFV 方案的感染者/患者的年均门诊费用为 307.0 元,年均住院费用为 586.2 元。

表 9　门诊住院费用

分类	治疗方案	年门诊费用/元	年住院费用/元
总计		308.6±1337.6	666.9±3419.0
一线方案	AZT+3TC+EFV	307.0±1114.8	586.2±2400.2
	AZT+3TC+NVP	365.6±2091.5	247.1±1500.7
	TDF+3TC+EFV	322.8±1414.4	675.5±3974.1
	TDF+3TC+NVP	108.3±306.8	85.7±507.1
二线方案	AZT+3TC+LPV/r	270.6±859.0	427.2±1481.5
	TDF+3TC+LPV/r	226.2±629.7	693.3±3457.4

5.2　抗病毒治疗的药物成本

表 10 为 HIV/AIDS 抗病毒治疗中使用的药物的相关信息。表 11 为抗病毒治疗方案的年度费用,其中 AZT+3TC+NVP 方案的年度费用为 514.44 元,AZT+3TC+EFV 方案的年度费用为 1332.84 元,TDF+3TC+NVP 方案的年度费用为 1756.32 元,TDF+3TC+EFV 方案的年度费用为 2574.72 元,AZT+3TC+LPV 方案的年度费用为 4404.84 元,TDF+3TC+LPV 方案的年度费用为 5646.72 元。

表 10　各药品市场零售价及政府采购价对比

通用名	英文简写	规格	推荐剂量
齐多夫定	AZT	300mg/片,60 片/盒	每日 2 次,每次 1 片
拉米夫定	3TC	300mg/片,30 片/盒	每日 1 次,每次 1 片
替诺福韦	TDF	300mg/片,30 片/盒	每日 1 次,每次 1 片
依非韦伦	EFV	600mg/片,30 片/盒	每日 1 次,每次 1 片
奈韦拉平	NVP	200mg/片,60 片/盒	每日 2 次,每次 1 片
克力芝	LPV/r	LPV200mg+RTV50mg/片,120 片/盒	每日 2 次,每次 2 片
齐多拉米双夫定	AZT/3TC	3TC150mg+AZT300mg/片,60 片/瓶	每日 2 次,每次 1 片
阿巴卡韦	ABC	300mg/片	每日 2 次,每次 1 片

表 11   抗病毒治疗药物费用

药品名称	单价/元	年度用量/盒	年度费用/元	方案	年度费用/元
TDF	131	12	1572.00	AZT+3TC+NVP	514.44
AZT	27.51	12	330.12	AZT+3TC+EFV	1332.84
3TC	7.56	12	90.72	TDF+3TC+NVP	1756.32
EFV	76	12	912.00	TDF+3TC+EFV	2574.72
NVP	7.8	12	93.60	AZT+3TC+LPV	4404.84
LPV	332	12	3984.00	TDF+3TC+LPV	5646.72

5.3   抗病毒治疗的直接非医疗成本

从表 12 中可以看出:感染者/患者抗病毒治疗的年均交通费用为 254.0 元,年均住宿费用为 73.9 元;使用 AZT+3TC+EFV 方案的感染者/患者的年均交通费用为 160.7 元,年均住宿费用为 33.0 元;使用 AZT+3TC+NVP 方案的感染者/患者的年均交通费用为 206.9 元,年均住宿费用为 25.1 元;使用 TDF+3TC+EFV 方案的感染者/患者的年均交通费用为 182.0 元,年均住宿费用为 40.1 元;使用 TDF+3TC+NVP 方案的感染者/患者的年均交通费用为 193.4 元。使用 AZT+3TC+LPV/r 方案的感染者/患者的年均交通费用为 354.5 元,年均住宿费用为 112.2 元;使用 TDF+3TC+LPV/r 方案的感染者/患者的年均交通费用为 222.6 元,年均住宿费用为 46.3 元。

表 12   感染者/患者抗病毒治疗的直接非医疗费用

分类	治疗方案	年交通费用/元	年住宿费用/元
总计		254.0±1747.8	73.9±844.2
一线方案	AZT+3TC+EFV	160.7±499.1	33.0±159.7
	AZT+3TC+NVP	206.9±1349.1	25.1±145.6
	TDF+3TC+EFV	182.0±669.0	40.1±286
	TDF+3TC+NVP	193.4±813.3	0±0
二线方案	AZT+3TC+LPV/r	354.5±1462.4	112.2±399.6
	TDF+3TC+LPV/r	222.6±782.4	46.3±212.5

5.4　间接成本

从表 13 可以看出,在艾滋病抗病毒治疗的间接成本中,年人均务工成本为 1621.66 元,年人均医务人员成本为 5917.33 元。

表 13　艾滋病抗病毒治疗的间接成本

单位:元

成本	年人均务工成本	年人均医务人员成本
计算	6 天×67569/250＝1621.66	112000×317/6000＝5917.33

6　讨　论

本次调查的 1725 例 HIV 感染者/AIDS 患者中,主要是异性传播感染的患者。其中,男性居多(71.9％),从年龄分布上看,80％以上是 50 岁及以下的青壮年,且大部分教育程度较低,收入也较低(51.9％的月收入在 3000 元及以下),同时各地新发现的 HIV 感染者/AIDS 患者数不断上升,原因可能是随着社会的发展,人们对于性话题和性行为的接受程度逐渐升高,人们的性观念、性心理、性行为等越来越趋于开放化,可是对于性病知识及预防能力的缺乏却令人担忧,导致高危性行为增加。

从总体上来看,HIV 感染者/AIDS 患者的生命质量得分都低于 60 分,而且通过定性访谈我们发现,他们都非常焦虑,对前途茫然不知、担惊受怕及人格紊乱多变,在得知感染 HIV 时,会产生抗拒、痛苦、考虑是否治疗等多重复杂的心理压力和心理焦虑问题;同时来自社会及家庭的歧视、死亡、生活形态的改变等让他们产生了一系列不良反应,诸如悔恨、对家人的愧疚感、茫然、绝望及强烈的恐惧感,对事业及人生失去信心,对生活缺乏热情等,可见疾病不易治愈的特点及携带病毒生活的众多不便导致生活质量下降。因此,应针对生命质量的各影响因素采取相应的干预措施促进 HIV 感染者/AIDS 患者的生理健康和心理健康,以达到生命质量的全面改善。

在一线感染者/患者生命质量的六大领域中,精神世界领域的得分相对较低,说明虽然社会通过多种多样的形式大力宣传 AIDS 的相关知识,使人们对 AIDS 的歧视、孤立有一定程度地减少,但大多数患者还是会因感染了 HIV 后产生恐惧、孤立感,甚至绝望等心理问题,精神压力仍然很大。同时,社会关系领域的得分也较低。HIV 感染者/AIDS 患者属于特殊的社会群体,由于担心病情暴露可能引发家人、社会的不理解甚至歧视,因此在日常生活中被迫依赖自己,得到的来自家人、朋友的社会支持及关怀不够。无论是一线感染者/患者还是二线感染者/患者,生理功能领域的得分都相对较高,这在一定程度上说明我国的 AIDS 免费治疗政策对改善 HIV 感染者/AIDS 患者的生理健康产生了较好的作用。谢婧等研究后发现,由于国家对 HIV 感染者/AIDS 患者施行抗病毒治疗,他们不再讳疾忌医,这有助于早发现、早治疗,相关病症得到及时处理,从而使临床症状明显改善。[45]

本文对一线感染者/患者生命质量的单因素分析结果显示,性别、年龄、婚姻状况 2、教育程度、职业、月收入、饮酒、锻炼、机会感染和感染途径 2 对生命质量的影响具有统计学意义($P<0.05$);女性感染者/患者得分高于男性,可能是由于女性的心理承受能力、抗病毒服药依从性等方面相比男性更稳定;年龄越大,生命质量得分越高,可能是因为随着年龄的增加,其心理承受能力增强,对疾病的认识更加成熟,而年龄小的人受疾病的困扰,容易产生孤独感和各种精神压力等;已婚组优于未婚组,这可能是已婚感染者/患者获得来自家庭的支持更多,因此在今后艾滋病防治工作中不仅要对感染者/患者实施干预措施,还应该对其配偶开展相应的干预工作,同时探讨其家庭成员面对 HIV 感染者/AIDS 患者的应对措施。丁海波等人的研究也发现:家庭的支持对提高生命质量有积极意义;无机会性感染的患者的生命质量优于有机会性感染的患者;教育程度低的患者的生命质量也较低,这可能是因为受教育程度低者,相关技能及环境适应能力较低,经济情况相对较差,对生活及后代的担忧较强。[46]二线感染者/患者单因素分析结果显示,职业、饮酒、锻炼、服药年限对生命质量的影响具有统计学意义($P<0.05$)。而二线感染者/患者生命质量的影响因素有职业 1、饮酒和服药年限。饮酒的感染者/患者的生命质量差于不饮酒的感染者/患者,同时服药年限越长,生命质量越差,原因可能是时间越长病情越严重。

目前 HIV 感染者/AIDS 患者接受抗病毒药物治疗后,免疫功能得到提升,生存时间延长,但要提高他们的整体生命质量,则应更多地把心理关怀、社会支持融入抗病毒治疗管理工作中。因此,要形成良好的社会氛围,减少社会对 HIV 感染者/AIDS 患者的歧视,给予其更多的关怀和支持。在 AIDS 防治工作中,应加大对高危人群宣传、教育的力度,促进早发现和早治疗,同时针对 HIV 和 AIDS 的不同特点进行管理和治疗,加大对 HIV 感染者/AIDS 患者的心理关怀和社会支持,鼓励他们养成健康的生活方式,改善他们的健康状况,以提高他们的生命质量。

在我国临床治疗实践中,部分 HIV 感染者/AIDS 患者在 CD4+细胞下降至 $200/mm^3$ 以下才开始抗病毒治疗。有研究认为,早期的抗病毒治疗有利于他们抑制体内病毒的复制及重建免疫系统[47],当 CD4+细胞大于 $350/mm^3$ 时开始治疗的 HIV 感染者/AIDS 患者的病死率显著低于更晚进行治疗的 HIV 感染者/AIDS 患者[48],但是可能带来代谢异常等副作用,使 HIV 感染者/AIDS 患者的生命质量下降[49-51]。

参考文献

[1] SEPKOWITZ K A. AIDS-the first 20 years[J]. NEJM. 2001,344(23):1764.

[2] 马文喆.我国部分地区艾滋病抗病毒治疗效果的流行病学评价研究[D].广州:南方医科大学,2016.

[3] 艾热提-库尔班.艾滋病的流行现状与预防措施[J].世界最新医学信息文摘(电子版),2016,16(18):241.

[4] UNAIDS. Number of people living with HIV[DB/OL]. http://aidsinfo. unaids. org/.

[5] M HALAPPA,G CHANDU. Evaluation of usage of interdental aids among dentists as a preventive measure[J]. Journal of Indian society of periodontology,2015,19(1):4.

[6] 中国疾病预防控制中心,性病艾滋病预防控制中心.2016 年 12 月全国艾滋病性病疫情[J].中国艾滋病性病,2016(10):93.

[7] 黄永红,潘祥奋.我国艾滋病流行的主要危险因素及干预措施研究进展[J].右江医学,2015,43(6):754-757.

[8] 刘美玲.2013 年中国艾滋病疫情空间积聚性分析[J].首都医科大学学报.2016,37(3):360-363.

[9] 潘孝彰,卢洪洲.艾滋病抗病毒治疗的发展和启示[J].中国感染与化疗杂志,2009,9(5):396-400.

［10］TIAN MEI-JUAN,朱传武,GAO Y.艾滋病抗病毒治疗进展［J］.抗感染药学,2012,9(1):1-4.

［11］WEI X, GHOSH , S K TAYLOR M E, et al. Viral dynamics in human immunodeficiency virus type 1 infection［J］. Nature, 1995, 373(6510): 117-122.

［12］HO D D, NEUMANN A U, PERELSON A S, et al. Rapid turnover of plasma virions and CD4 lymphocytes in HIV-1 infection［J］. Nature, 1995, 373(6510): 123-126.

［13］任仁.鸡尾酒疗法［J］.中国健康教育,2004,20(12):1133.

［14］ZHANG FJ, PAN J, YU L, et al. Current progress of China's free ART program［J］.细胞研究(英文版),2005,15(11):877.

［15］郝阳,孙新华,夏刚,等.“四免一关怀”政策实施 10 年中国艾滋病防治主要进展［J］.中国艾滋病性病,2014(4):228-232.

［16］马烨,赵燕,臧春鹏,等.中国艾滋病抗病毒治疗进展与挑战［J］.传染病信息,2007(6):327-330.

［17］国务院办公厅关于印发中国遏制与防治艾滋病行动计划（2006—2010 年）的通知［EB/OL］. http://www. gov. cnzwgk2006-03/10/content_224306. htm.

［18］张福杰.国家免费艾滋病抗病毒药物治疗手册［M］.北京：人民卫生出版社,2005：32-33.

［19］LI J Y, LI H P, LI L, et al. Prevalence and evolution of drug resistance HIV-1 variants in Henan, China［J］.细胞研究(英文版),2005,15(11):843-849.

［20］卫生部办公厅关于开展艾滋病二线抗病毒治疗工作的通知［EB/OL］. http://www. doc88. com/p-981996069432. html.

［21］中国遏制与防治艾滋病“十二五”行动计划［EB/OL］. http://www. gov. cnzwgk2012-02/29/content_2079097. htm.

［22］中国遏制与防治艾滋病“十三五”行动计划［EB/OL］. http://www. gov. cn/zhengce/content/2017-02/05/content_5165514. htm.

［23］豆智慧,张福杰,赵燕,等. 2002—2014 年中国免费艾滋病抗病毒治疗进展［J］.中华流行病学杂志,2015,36(12):1345-1349.

［24］唐宏庆.湖南省 HIV/AIDS 抗病毒治疗效果及其影响因素研究［D］.长沙：长沙理工大学,2015.

［25］董利民,张建新,李群,等.艾滋病抗病毒治疗效果及影响因素的分析［J］.预防医学情

报杂志,2017,33(2):138-140.

[26] 赖文红,喻航.四川省艾滋病抗病毒治疗病人生存时间影响因素分析[J].中国艾滋病性病,2011,17(3):298-301.

[27] 马文喆.我国部分地区艾滋病抗病毒治疗效果的流行病学评价研究[D].广州:南方医科大学.2016.

[28] LENG X, LIANG S, MA Y, et al. HIV virological failure and drug resistance among injecting drug users receiving users receiving first-line ART in China[J]. BMJ open, 2014,4(10): e005886.

[29] WANG J, HE C, HSI J H, et al. Virological outcomes and drug resistance in Chinese patients after 12 months of 3TC-based first-line antiretroviral treatment, 2011-2012 [J]. Plos one, 2014, 9(2): e88305.

[30] 种雪静,戴国瑞,杨涤,等.HIV/AIDS病人一线 ART 药物治疗失败发生时间的分析[J].中国艾滋病性病,2016(10):772-775.

[31] 种雪静,戴国瑞,汪笛,等.HIV/AIDS 患者一线治疗失败的发生率及相关因素分析[J].传染病信息,2016,29(6):340-344.

[32] JESPERSEN S, BO L H, MEDINA C, et al. Lack of awareness of treatment failure among HIV-1-infected patients in Guinea-Bissau - a retrospective cohort study[J]. Journal of the international aids society, 2015, 18(1): 20243.

[33] OCHIENG W, KITAWI R C, NZOMO T J, et al. Implementation and operational research: correlates of adherence and treatment failure among Kenyan patients on long-term highly active antiretroviral therapy [J]. Journal of acquired immune deficiency syndromes, 2015, 69(2): e49.

[34] 赵清霞,孙燕,刘春礼,等.2009 年至 2013 年河南省艾滋病患者二线抗病毒治疗效果的回顾性研究[J].中华传染病杂志,2015,33(3):142-145.

[35] 刘安,李建维,叶江竹,等.艾滋病二线抗病毒治疗方案的疗效和安全性临床观察[J].中国艾滋病性病,2015(6):450-452.

[36] 吴安玥,胡琼华,祝云,等.简体中文版 MOS-HIV 量表对 HIV 感染者/AIDS 病人生活质量的评估[J].昆明医科大学学报,2012,33(4):153-156.

[37] 周贵,邓阳,陈怡蓉,等.HIV/AIDS 患者在进行抗病毒治疗中的生命质量研究[J].昆明医科大学学报,2013,34(7):131-134.

[38] 张薇,郭毅,桂希恩,等.HIV 感染者/AIDS 患者生命质量调查及其影响因素分析

[J].中华流行病学杂志,2008,29(4):414-415.

[39] 陈梅,蒋建明,霍松,等.HIV感染者/AIDS患者进行抗病毒治疗生命质量研究[J].卫生软科学,2017,31(3):61-64.

[40] 陈宇婧,李星明,袁晓青,等.艾滋病感染者及患者生命质量的现况及其相关因素分析[J].中国预防医学杂志,2015,16(5):333-338.

[41] 刘为民,何丽云,王建,等.世界卫生组织艾滋病生存质量量表中文版介绍及其使用说明[J].中国中医药信息杂志,2009,16(10):1-2.

[42] 闫存玲,吴群红,王福祥,等.艾滋病患者抗病毒治疗依从性现状及其生命质量影响因素的回归分析[J].中国社会医学杂志,2012,29(6):408-410.

[43] 喻达,刘民.MOS-HIV量表评价艾滋病抗病毒治疗病人生活质量现状[J].中国艾滋病性病,2009(4):331-334.

[44] 沈伟,彭志行,汪宁,等.艾滋病病毒感染者及病人生活质量及其影响因素[J].中国艾滋病性病,2011,17(3):367-371.

[45] 谢婧,施学忠,王芳,等.艾滋病患者生活质量影响因素的多元线性回归分析[J].中国组织工程研究,2006,10(38):14-16.

[46] 丁海波,刘静,徐俊杰,等.HIV/AIDS病人生活质量评价及影响因素分析[J].中国艾滋病性病,2012(1):14-17.

[47] INSIGHT START STUDY GROUP. Initiation of antiretroviral therapy in early asymptomate HIV infection[J]. The new England journal of medicine, 2015, 373 (19):795-807.

[48] PALELLA F J, DELORIA－KNOLL M, CHMIEL J S, et al. Survival benefit of initiating antiretroviral therapy in HIV-infected persons in different CD4＋cell strata [J]. Annals of internal medicine,2003,138:620.

[49] DYBUL M, FAUCI A S, BARTLETT J G, et al. Guidelines for using antiretroviral agents among HIV-unfected adults and adolescents: the panel on clinical practices for treatment of HIV[J]. Annals of internal medicine, 2002,137(5 Ptz): 381-433.

[50] 刘学周.实施艾滋病母婴传播阻断的卫生经济学分析[J].医学与社会,2008,21(11):45-46.

[51] FANG C T, CHANG Y Y, HSU H M, et al. Cost-effectiveness of highly active antiretroviral therapy for HIV infection in Taiwan[J]. Journal of the formosan medical association, 2007,106(8): 631-640.